Infermieri

per le ustioni

La guida completa

SILVIA REALI

Indice dei contenuti

« *Ogni paziente dell'unità ustionati è una fenice, che risorge dalle ceneri con una forza e una determinazione che solo chi ha attraversato il fuoco può capire.* »

Capitolo 1

INTRODUZIONE ALL'UNITÀ USTIONATI

Storia e sviluppo
trattamento delle ustioni

Il trattamento delle ustioni nel corso dei secoli riflette sia il viaggio dell'umanità nella comprensione del corpo umano, sia la nostra ingegnosità nel curarlo e ripristinarlo. Questa ricerca millenaria di guarigione è antica quanto l'umanità stessa. Ogni epoca, ogni cultura, ha avuto il proprio modo di percepire e trattare le ustioni, e questa storia è affascinante.

Nell'antichità, molto prima di comprendere la scienza alla base delle infezioni o l'importanza dell'infertilità, i trattamenti si basavano su rimedi naturali e tradizioni. Gli Egizi, ad esempio, usavano unguenti a base di miele, resina e altre piante medicinali per trattare le ustioni. Oltre alle loro proprietà curative, si credeva che queste sostanze allontanassero gli spiriti maligni. Ippocrate, il padre della medicina, raccomandava l'uso di unguenti per proteggere e idratare la pelle bruciata.

Con il progredire delle civiltà, la chirurgia ha iniziato a svolgere un ruolo nel trattamento delle ustioni gravi. Tuttavia, solo in epoca moderna, con l'avvento della scienza medica, sono stati compiuti progressi significativi. La comprensione dell'importanza della sterilità, ad esempio, ha cambiato radicalmente l'approccio al trattamento.

Durante le guerre mondiali del XX secolo, di fronte a un numero senza precedenti di ustioni causate da esplosioni e incendi, la necessità di migliorare le tecniche di trattamento divenne imperativa. Fu in questo periodo che venne creata la prima banca della pelle e vennero eseguiti i primi innesti di pelle. La ricerca ha fatto passi da gigante anche nella comprensione della fisiologia delle ustioni, portando a migliori tecniche di rianimazione e cura.

Negli ultimi decenni, la tecnologia ha aperto nuovi orizzonti. Medicazioni intelligenti in grado di rilasciare farmaci per un periodo prolungato, cellule staminali per rigenerare la pelle e persino stampanti 3D per creare innesti di pelle: tutte innovazioni che un secolo fa erano inimmaginabili.

Questo viaggio nel tempo, dai rimedi antichi basati sulla tradizione alle soluzioni moderne basate sulla scienza, illustra non solo la nostra evoluzione come società medica, ma anche il nostro impegno incrollabile nel curare, alleviare il dolore e ridare speranza.

L'importanza cruciale dell'unità ustionati

Ci sono alcuni reparti nel mondo medico il cui ruolo è così specifico e delicato che diventano quasi sacri nella loro missione. Il reparto ustionati è uno di questi baluardi della speranza e della guarigione, dove ogni operazione è una corsa contro il tempo, una danza delicata tra scienza, arte e compassione.

Le ustioni, soprattutto quelle gravi, possono causare danni irreversibili non solo alla pelle, ma anche ai tessuti sottostanti, ai muscoli, ai tendini e persino alle ossa. Questo va ben oltre il semplice dolore fisico. Le implicazioni psicologiche, emotive e sociali della convivenza con una grave ustione sono profonde. Sfigurazione, perdita di mobilità, cicatrici emotive: tutte queste conseguenze richiedono un approccio olistico al trattamento e alla riabilitazione.

È qui che entra in gioco l'unità ustionati. Non è solo un luogo dove vengono trattate le lesioni fisiche. È un rifugio dove un team multidisciplinare - chirurghi, infermieri, psicologi, terapisti occupazionali e altri - si riunisce per offrire ai pazienti non solo una possibilità di sopravvivenza, ma anche di recuperare una qualità di vita.

In questo reparto, ogni dettaglio conta. La gestione precisa dei fluidi per evitare lo shock; la prevenzione delle infezioni, che possono essere fatali in un ambiente in cui la prima linea di difesa della pelle è compromessa; l'innesto di pelle per ripristinare la barriera protettiva; la fisioterapia per recuperare la mobilità; l'intervento psicologico per aiutare i pazienti a ricostruire la loro autostima e ad affrontare il mondo con le loro cicatrici: tutto questo fa parte della vita quotidiana dell'unità ustionati.

Ma al di là della scienza e della tecnologia, questo servizio è una testimonianza della resilienza dello spirito umano. Ogni paziente che arriva con lesioni ci ricorda la nostra vulnerabilità, ma ogni paziente che ne esce guarito è una testimonianza della nostra capacità di superare, adattarci e rinascere.

L'importanza del servizio ustioni non si misura solo in termini di vite salvate, ma anche di vite trasformate, speranze ripristinate e sogni rinnovati. È un faro di umanità all'interno del mondo medico, che illustra ciò che possiamo ottenere quando scienza, compassione e determinazione si incontrano.

Missione e visione dell'infermiera in questo reparto

Nel cuore dell'unità ustionati, l'infermiere svolge un ruolo centrale, agendo non solo come custode della salute del paziente, ma anche come guida, supporto e alleato nel processo di guarigione. La missione e la visione dell'infermiere in questo reparto riflettono un impegno profondo per il benessere olistico del paziente.

Missione:

La missione principale dell'infermiere nell'unità ustionati è fornire un'assistenza medica di alta qualità, concentrandosi sulla sicurezza e sul comfort del paziente. Fornisce un monitoraggio continuo, somministra i trattamenti prescritti, previene le potenziali complicazioni e interviene rapidamente in caso di cambiamenti nello stato di salute del paziente. L'infermiere è anche un comunicatore essenziale, che funge da collegamento tra il paziente, la famiglia e l'équipe medica, garantendo un coordinamento ottimale delle cure.

Tuttavia, la missione dell'infermiere va oltre gli interventi medici. Grazie alla loro costante vicinanza al paziente, gli infermieri sono spesso i primi a riconoscere e a rispondere alle esigenze emotive e psicologiche. In un ambiente in cui i pazienti si confrontano con dolore intenso, paura e incertezza, l'infermiere offre un orecchio attento, una mano rassicurante e un cuore compassionevole.

Visione :

La visione dell'infermiere va oltre la stanza d'ospedale. Immagina un mondo in cui ogni paziente, nonostante le difficoltà e i traumi, possa tornare a una vita piena di dignità, funzionalità e gioia. Per realizzare questa visione, gli infermieri si impegnano costantemente a migliorare le loro competenze, a tenersi aggiornati sugli ultimi progressi nella cura delle ustioni e a promuovere una cultura di eccellenza e di empatia all'interno del team di cura.

Questa visione comprende anche l'importanza dell'educazione e della prevenzione. L'infermiere, in qualità di educatore, svolge un ruolo cruciale nell'insegnare ai pazienti e alle loro famiglie l'assistenza domiciliare, la riabilitazione e la prevenzione di lesioni future.

Il cuore di questa missione e visione è un impegno incrollabile verso l'umanità. Per l'infermiere specializzato in ustioni, ogni giorno è un'opportunità per combinare la scienza con la compassione, l'abilità con la cura, con l'obiettivo finale di ripristinare non solo la salute fisica del paziente, ma anche la sua mente e la sua anima.

Capitolo 2

CONOSCENZA DI BASE DELLE USTIONI

Classificazione delle ustioni

• Ustioni di primo grado

La pelle è la nostra prima linea di difesa contro le aggressioni esterne, agendo sia come barriera fisica che come sensore sensibile. Le ustioni sono lesioni che possono compromettere parzialmente o totalmente queste funzioni, a seconda della loro gravità. Tra le varie classificazioni di ustioni, quelle di primo grado sono le più superficiali, ma questo non significa che debbano essere trascurate o prese alla leggera.

Caratteristiche :
Le ustioni di primo grado colpiscono solo lo strato più esterno della pelle, l'epidermide. In genere sono caratterizzate da :
- Arrossamento della pelle (eritema).
- Dolore da lieve a moderato, spesso descritto come una sensazione di bruciore o formicolio.
- Pelle secca e senza vesciche.
- Aumento della sensibilità nell'area interessata.

La causa più comune di questo tipo di ustione è una breve esposizione a una fonte di calore, come una scottatura solare, il contatto con l'acqua calda o un breve incontro con una fiamma o una superficie riscaldata.

Trattamento :
- **Raffreddamento immediato:** in seguito a un'ustione di primo grado, è essenziale raffreddare l'area interessata. Questo può essere fatto facendo scorrere delicatamente la zona ustionata sotto l'acqua fredda per alcuni minuti.
- **Evitare l'applicazione diretta del ghiaccio:** sebbene il raffreddamento sia fondamentale, l'applicazione diretta del ghiaccio può causare ulteriori danni alla pelle.

- **Idratazione e cura:** l'applicazione di una lozione idratante o di un gel di aloe vera può aiutare ad alleviare il dolore e a prevenire la desquamazione della pelle.
- **Evitare l'esposizione:** è consigliabile proteggere la zona ustionata dal sole e da altre fonti di calore mentre guarisce.

Decorso e prognosi:
Le ustioni di primo grado sono generalmente benigne e guariscono da sole in pochi giorni. La pelle può spellarsi durante il processo di guarigione, ma questo non deve essere motivo di preoccupazione. Tuttavia, se l'ustione è estesa, in particolare nel caso di una scottatura solare su un'ampia parte del corpo, è essenziale consultare un professionista della salute. Inoltre, qualsiasi ustione su viso, mani, piedi o genitali, anche se sembra superficiale, deve essere valutata da un professionista.

Sebbene le ustioni di primo grado siano le meno gravi nella classificazione delle ustioni, una gestione appropriata e l'attenzione ai segni delle complicazioni assicurano un rapido recupero senza postumi.

• Ustioni di secondo grado

Se è vero che tutte le ustioni comportano un'alterazione dell'integrità della pelle, le ustioni di secondo grado, per loro stessa natura, rappresentano una sfida particolare. Esse colpiscono non solo l'epidermide, ma anche parte o tutto il derma, lo strato di pelle immediatamente sottostante. Le ustioni di secondo grado sono spesso più dolorose e presentano un rischio maggiore di complicazioni rispetto alle ustioni di primo grado.

Caratteristiche :
Le ustioni di secondo grado si distinguono per :
- La comparsa di vesciche sulla pelle.
- Arrossamento intenso.
- Dolore marcato.
- La pelle può apparire lucida o umida a causa del liquido contenuto nelle vesciche.
- Aumenta la sensibilità.

Cause comuni:
Le cause di queste ustioni possono essere diverse: contatto prolungato con una fiamma, acqua o liquidi caldi, contatto elettrico, reazioni chimiche o esposizione prolungata al sole.

Trattamento :
- **Raffreddamento:** come per le ustioni di primo grado, raffreddare l'area interessata facendola scorrere sotto l'acqua fredda per almeno 10 minuti è un passo fondamentale.
- **Proteggere l'ustione:** una volta che l'ustione si è raffreddata, è essenziale proteggerla per prevenire le infezioni. Questo può essere fatto utilizzando una pellicola di plastica sterile o una medicazione non adesiva.
- **Non forare le vesciche:** sebbene possano essere fastidiose, le vesciche svolgono un ruolo protettivo. Il loro liquido è sterile e funge da cuscinetto contro lo sfregamento e le aggressioni esterne.
- **Antidolorifici: le** ustioni di secondo grado possono essere molto dolorose e l'assunzione di antidolorifici può aiutare ad alleviare il dolore.
- **Idratare:** dopo alcuni giorni, una volta iniziata la guarigione, l'idratazione regolare dell'area può aiutare a prevenire la desquamazione e il prurito.

Decorso e prognosi:
Le ustioni di secondo grado richiedono un attento monitoraggio per individuare eventuali complicazioni, in particolare le infezioni. La guarigione può richiedere da qualche giorno a qualche settimana, a seconda della profondità dell'ustione. Le ustioni di secondo grado profonde possono lasciare cicatrici, per questo è importante consultare un professionista per valutare la gravità dell'ustione.

Sebbene le ustioni di secondo grado siano più gravi di quelle di primo grado, un trattamento adeguato, un follow-up regolare e la prevenzione delle complicazioni possono contribuire a garantire una guarigione ottimale.

• Ustioni di terzo grado
Le ustioni di terzo grado sono una delle lesioni più gravi che la pelle possa subire. Penetrano l'intero spessore della pelle, distruggendo non solo l'epidermide e il derma, ma spesso raggiungono anche i tessuti sottostanti, come il grasso, i tendini e talvolta anche l'osso.

Caratteristiche :
A differenza delle ustioni meno gravi, le caratteristiche delle ustioni di terzo grado includono:
- La pelle può apparire biancastra, carbonizzata o scura.
- Una consistenza coriacea o cerosa.
- Una mancanza di sensibilità nell'area interessata, dovuta alla distruzione delle terminazioni nervose.
- Non ci sono vesciche.

Cause comuni:
Le ustioni di terzo grado sono generalmente causate dal contatto prolungato con una fiamma, sostanze chimiche corrosive, corrente elettrica o liquidi estremamente caldi.

Trattamento :

Emergenza medica: le ustioni di terzo grado richiedono un'attenzione medica immediata. Il primo passo è chiamare il pronto soccorso o recarsi all'unità ustionati più vicina.

Non rimuova gli indumenti attaccati: se gli indumenti si sono sciolti o attaccati all'ustione, non cerchi di rimuoverli.

Evitare l'idratazione: a differenza delle ustioni meno gravi, non è consigliabile raffreddare un'ustione di terzo grado con l'acqua, in quanto ciò può aggravare la lesione o causare uno shock.

Protezione dalle infezioni: a causa della gravità dell'ustione, è fondamentale proteggerla dagli agenti contaminanti fino a quando non sarà possibile un intervento medico.

Decorso e prognosi:
Il trattamento delle ustioni di terzo grado è spesso complesso. In genere richiede il ricovero in ospedale, interventi chirurgici come innesti di pelle e un lungo periodo di riabilitazione. Il rischio di infezione è molto elevato ed è una delle principali preoccupazioni del trattamento.
Le cicatrici sono quasi sempre una conseguenza di queste ustioni e la fisioterapia può essere necessaria per mantenere la mobilità dell'area interessata. Inoltre, a causa dell'impatto psicologico di queste lesioni, il paziente può beneficiare di un supporto psicologico o di una terapia.

Le ustioni di terzo grado, sebbene gravi e spesso traumatiche, non sono insormontabili. Con i progressi medici, il supporto delle équipe di cura e la capacità di recupero del paziente, il recupero, anche se lungo, è possibile.

• Ustioni di quarto grado

Le ustioni di quarto grado sono le più gravi e profonde di tutte le classificazioni di ustioni. Non solo colpiscono tutti gli strati della pelle, ma si estendono anche alle strutture sottostanti, come i muscoli, i tendini e talvolta anche le ossa.

Caratteristiche :
La gravità delle ustioni di quarto grado è evidente dai seguenti sintomi:

- Pelle carbonizzata, che può essere nera o simile al carbone.
- Consistenza dura o croccante dell'area interessata.
- Totale assenza di sensibilità a causa della completa distruzione dei nervi.
- In alcuni casi, l'osso può essere visibile.

Cause comuni:
Queste ustioni possono essere causate da folgorazione, esposizione prolungata alle fiamme o a sostanze chimiche altamente corrosive, e talvolta anche da temperature estremamente fredde (congelamento profondo).

Trattamento :

- **Intervento medico urgente: In** caso di ustione di quarto grado, l'intervento medico urgente è assolutamente fondamentale. La persona deve essere portata immediatamente in un centro specializzato nel trattamento delle ustioni.
- **Eviti di toccare o cercare di trattare l'ustione:** data la gravità della lesione, è meglio evitare qualsiasi intervento non professionale.
- **Evitare l'acqua:** come per le ustioni di terzo grado, non cerchi di raffreddare l'ustione con l'acqua.
- **Coprire l'area:** se possibile, coprire l'ustione con un panno sterile o una benda pulita per proteggerla in attesa dell'assistenza medica.

<u>Decorso e prognosi:</u>

Le ustioni di quarto grado sono lesioni complesse che richiedono interventi chirurgici multipli, tra cui amputazioni o innesti ossei. Anche con un intervento medico appropriato, i postumi possono essere permanenti, come la perdita di funzionalità di una parte del corpo, cicatrici profonde o deformità.

Il trattamento non si limita alla fase acuta. I pazienti possono richiedere una lunga riabilitazione, una fisioterapia intensiva e un supporto psicologico per superare il trauma della lesione.

Quando si affronta un'ustione di questa portata, l'enfasi non è solo sulla guarigione fisica, ma anche sul supporto psicologico e sociale per aiutare i pazienti a reintegrarsi nella società e a ritrovare un senso di normalità nella loro vita. La resilienza, il sostegno della famiglia e un team medico dedicato sono essenziali per percorrere la lunga strada verso la guarigione.

Cause comuni ustioni gravi

Le ustioni gravi possono verificarsi per una serie di motivi, ma alcune cause sono più comuni di altre. La comprensione di queste cause è essenziale non solo per il trattamento, ma anche per la prevenzione.

Fiamme e fuoco :

Incidenti domestici: possono essere causati da incendi in cucina, da candele rovesciate o dalla manipolazione incauta di combustibili.

Incidenti industriali: Esplosioni o incendi incontrollati nei siti industriali possono causare gravi ustioni ai lavoratori.

Veicoli: gli incidenti che coinvolgono automobili o altri veicoli possono talvolta causare incendi, esponendo le vittime alle fiamme libere.

Liquidi caldi (scottature) :

Spesso sono legati a incidenti domestici come il rovesciamento di acqua bollente, zuppe o olio da cucina.

Negli ambienti industriali, anche le perdite di liquidi o vapori pressurizzati possono causare ustioni.

Prodotti chimici :

Acidi e basi: si trovano principalmente nei laboratori, nei siti industriali e anche in alcuni prodotti per la casa.

Reagenti: alcune sostanze chimiche possono reagire violentemente a contatto con altre sostanze o se esposte all'aria o all'acqua.

Gas tossici: l'inalazione di gas chimici può bruciare le vie respiratorie interne.

Elettrocuzione :

Incidenti domestici: causati da installazioni elettriche difettose o da una gestione non sicura degli apparecchi elettrici.

Incidenti industriali: I lavoratori possono entrare in contatto con linee ad alta tensione o apparecchiature sotto tensione.

Radiazioni :

Esposizione prolungata al sole: può provocare ustioni, soprattutto in ambienti molto soleggiati o quando si espone senza una protezione adeguata.

Radiazioni ionizzanti: In contesti molto specifici, come la radiografia industriale o alcune procedure mediche, l'esposizione non protetta può causare ustioni.

Contatto con superfici estremamente calde:
Questo potrebbe includere stufe, ferri da stiro, tubi di scarico del motore o qualsiasi altra superficie riscaldata.

Freddo estremo (congelamento) :
Sebbene non siano sempre classificati come 'ustioni' in senso tradizionale, i congelamenti sono tecnicamente ustioni causate dal freddo. Può verificarsi a causa di un'esposizione prolungata a temperature gelide senza un'adeguata protezione.

La conoscenza delle cause comuni delle ustioni gravi è fondamentale per gli infermieri, in quanto consente una rapida valutazione della situazione, un trattamento adeguato e la prevenzione di possibili complicazioni. Ma al di là del trattamento, la sensibilizzazione su queste cause è anche un potente strumento per prevenire e ridurre il numero di incidenti legati alle ustioni.

Fisiopatologia delle ustioni

La fisiopatologia delle ustioni descrive i cambiamenti e i meccanismi biologici che si verificano a livello cellulare e sistemico dopo una lesione da ustione. Questa conoscenza è fondamentale per comprendere la gravità delle ustioni e per stabilire un piano di trattamento efficace.

Reazione immediata (risposta infiammatoria locale):
Vasocostrizione iniziale: subito dopo l'ustione, i vasi sanguigni dell'area interessata si contraggono temporaneamente.
Vasodilatazione: seguita rapidamente dalla dilatazione dei vasi sanguigni, con conseguente arrossamento, calore ed edema.
Rilascio di mediatori infiammatori: le cellule danneggiate rilasciano sostanze come

istamine, citochine e prostaglandine, che amplificano la risposta infiammatoria.

Danno cellulare :

Denaturazione delle proteine: il calore provoca la coagulazione delle proteine cellulari, portando alla morte delle cellule.

Disgregazione della membrana: la membrana cellulare può essere compromessa, causando il rilascio di enzimi e altri componenti intracellulari nel tessuto circostante.

Zone di combustione (secondo la teoria delle zone concentriche di Jackson) :

Zona di coagulazione: situata al centro dell'ustione, è l'area più danneggiata, dove le cellule sono morte.

Zona di ischemia (o stasi): Qui le cellule sono danneggiate ma non morte. Con un trattamento adeguato, possono sopravvivere.

Zona di iperaemia: si tratta della zona periferica in cui le cellule sono state colpite dall'ustione, ma è probabile che si riprendano senza intervento.

Risposta sistemica :

Risposta infiammatoria sistemica: nelle ustioni estese, l'infiammazione non è limitata all'area ustionata. I mediatori infiammatori vengono rilasciati nella circolazione, il che può portare a una risposta infiammatoria in tutto il corpo.

Compromissione della risposta immunitaria: le ustioni possono influenzare la capacità dell'organismo di combattere le infezioni, aumentando il rischio di infezioni secondarie.

Squilibrio dei fluidi: le ustioni gravi possono causare una perdita significativa di liquidi, che richiede la reidratazione.

Complicazioni a lungo termine :

Guarigione: la guarigione delle ustioni può portare alla formazione di cicatrici ipertrofiche o cheloidi.

Limitazioni funzionali: le ustioni profonde possono colpire i tendini, i muscoli e le articolazioni, limitando la mobilità.

Dispigmentazione: le aree ustionate possono guarire con una pigmentazione alterata, più scura o più chiara rispetto alla pelle circostante.

La comprensione della fisiopatologia delle ustioni è essenziale per gli infermieri e gli altri operatori sanitari. Li aiuta ad anticipare le esigenze del paziente, a monitorare le potenziali complicazioni e a stabilire strategie di cura efficaci per migliorare i risultati.

Capitolo 3

IL RUOLO DELL'INFERMIERE: PRIMO CONTATTO E VALUTAZIONE INIZIALE

Accogliere il paziente:
Primo sguardo e supporto psicologico

L'accoglienza di un paziente con ustioni è un momento cruciale nella sua assistenza. Il primo contatto con il personale infermieristico può avere una notevole influenza sulla percezione che il paziente ha della sua situazione e sul suo stato emotivo. In questo contesto, il ruolo dell'infermiere è fondamentale.

Valutazione iniziale :

- **Sicurezza: il** primo passo è assicurarsi che il paziente sia al sicuro e che la causa dell'ustione sia stata eliminata.
- **Valutazione medica: innanzitutto, l'**infermiere deve valutare rapidamente la gravità dell'ustione, le vie respiratorie, la respirazione e la circolazione, e il grado di dolore.

Comunicazione empatica:

- **Stabilisca un contatto visivo: un** contatto visivo rassicurante può aiutare a creare fiducia.
- **Ascolto attivo:** gli infermieri devono ascoltare attentamente i pazienti, permettendo loro di esprimere le loro preoccupazioni e il loro dolore.
- **Linguaggio del corpo:** una postura aperta e attenta mostra ai pazienti che vengono curati e ascoltati.

Supporto psicologico :

- **Rassicurazione:** informare il paziente che si sta facendo tutto il possibile per prendersi cura di lui. La chiarezza sui passi da compiere può ridurre l'ansia.
- **Convalida:** riconoscere il dolore e l'angoscia del paziente senza minimizzare i suoi sentimenti.

Orientamento: spiegare al paziente dove si trova, cosa accadrà in seguito e chi è presente per sostenerlo.

Valutazione del benessere mentale :

Screening rapido: identificare rapidamente i segni di un disagio emotivo o psicologico acuto, come agitazione, confusione o apatia.

Supporto del team: coinvolgere psicologi o psichiatri non appena necessario per valutare e intervenire nei casi di trauma emotivo.

Famiglia e amici :

Comunicazione: informare la famiglia sulle condizioni del paziente e sui passi successivi.

Sostegno: riconoscere e rispondere al disagio emotivo dei propri cari, che possono anche avere bisogno di sostegno.

Monitoraggio a lungo termine :

Terapia: le ustioni gravi possono provocare un trauma post-bruciatura. La terapia può aiutare a gestire lo stress, la depressione e altre reazioni emotive.

Gruppi di sostegno: i gruppi di sostegno possono fornire alle vittime di ustioni una piattaforma per condividere le loro esperienze e le loro sfide.

Accogliere una vittima di ustioni è molto più di una semplice valutazione medica. È l'inizio di un rapporto di fiducia, di sostegno emotivo e di affermazione che il paziente si trova in un ambiente in cui sarà curato, rispettato e sostenuto per tutta la convalescenza.

Valutazione della gravità:
Superficie e profondità del corpo

Determinare la gravità di un'ustione è fondamentale per guidare la gestione terapeutica e anticipare le potenziali complicazioni. Si devono prendere in considerazione due aspetti essenziali: l'estensione dell'ustione, spesso espressa come percentuale della superficie corporea totale (TSA) ustionata, e la profondità dell'ustione.

- Valutazione della superficie corporea interessata:
  - **Regola del 9:** una tecnica comunemente utilizzata per stimare rapidamente la TSS bruciata negli adulti. La superficie corporea viene suddivisa in più regioni, ciascuna delle quali rappresenta circa il 9% (o un multiplo del 9%) del TSS totale.
  - Testa e collo: 9%.
    - Ogni braccio: 9
    - Torace: 18
    - Schiena: 18
    - Ogni gamba: 18
  - Area perineale: 1
  - **Metodo palmare:** utilizza la superficie del palmo del paziente (escluse le dita) come rappresentante circa l'1% del TBS.
  - **Pediatria:** le proporzioni differiscono nei bambini. Di conseguenza, si utilizzano mappe specifiche (come il diagramma di Lund e Browder) per stimare la TSC bruciata nei bambini.
- Valutare la profondità dell'ustione:
  - Ustione di primo grado :
    - Colpisce solo l'epidermide.
    - Arrossamento, dolore, leggero gonfiore.

- Guarisce in pochi giorni senza cicatrici.
- Ustione di secondo grado :
- Colpisce l'epidermide e parte o tutto il derma.
- Può essere superficiale (rossa, dolorosa, con vesciche) o profonda (biancastra o a chiazze, meno dolorosa).
- Richiede cure per prevenire le infezioni e ridurre le cicatrici.
- Ustione di terzo grado :
- Distruzione completa dell'epidermide e del derma.
- Aspetto bianco, marrone o nerastro.
- Insensibile al tatto. Spesso richiede un innesto di pelle.
- Ustione di quarto grado :
- Penetra le strutture sottocutanee come i muscoli, i tendini e persino le ossa.
- Aspetto carbonizzato.
- Spesso sono necessari u n intervento chirurgico e una riabilitazione a lungo termine.

Considerazione dei fattori aggravanti:

- **Posizione: le** ustioni al viso, alle mani, ai piedi, alle articolazioni o all'area genitale possono richiedere un'attenzione particolare.

- **Età: i** bambini e gli anziani possono avere una reazione più grave e un recupero più lento.

- **Altri traumi:** i pazienti con ustioni associate ad altri traumi, come le fratture, possono avere maggiori complicazioni.

- **Condizioni mediche sottostanti:** Condizioni come il diabete o le malattie cardiovascolari possono influenzare la gravità dell'ustione e la risposta al trattamento.

La capacità di valutare accuratamente l'estensione e la profondità di un'ustione è essenziale per definire un piano di trattamento ottimale. Consente di regolare il fabbisogno di liquidi, di anticipare le necessità chirurgiche e di guidare l'assistenza infermieristica durante il recupero.

Stesura di un piano di assistenza iniziale

La stesura di un piano di assistenza iniziale per un paziente ustionato è una fase cruciale che determina non solo gli interventi immediati, ma anche l'assistenza a medio e lungo termine. Questo piano viene redatto sulla base della valutazione precedente della gravità e delle esigenze specifiche del paziente.

Stabilizzazione iniziale :

ABC (vie aeree, respirazione, circolazione): Prima di qualsiasi altro intervento, è fondamentale garantire la pervietà delle vie aeree, controllare la respirazione e valutare la circolazione.

Trattamento del dolore: somministrare analgesici in base alla gravità del dolore.

Valutazione iniziale: eseguire una valutazione delle funzioni vitali, dei livelli di zucchero nel sangue e di altri parametri, a seconda delle condizioni cliniche del paziente.

Valutazione e cura delle ustioni:

Pulizia: rimuova gli indumenti e i detriti e pulisca delicatamente l'area bruciata.

Applicazione di una pomata antibiotica: per prevenire le infezioni e idratare la pelle.

Medicazione: utilizzare medicazioni sterili adeguate alla gravità e alla posizione dell'ustione.

Reidratazione :

Calcolo del fabbisogno di liquidi: in base alla TSC bruciata, all'età e al peso del paziente.

Scelta del soluto: le soluzioni elettrolitiche come il Ringer lattato sono comunemente utilizzate.

Monitoraggio: monitorare attentamente i segni di iperidratazione o disidratazione.

Prevenzione delle infezioni :

Tecniche asettiche: manipolare le ustioni con guanti sterili e mantenere l'ambiente pulito.

Monitoraggio: osservare i segni di infezione, come l'aumento del dolore, il rossore, il pus o la febbre.

Antibiotici: da prendere in considerazione in caso di segni di infezione o secondo il protocollo della struttura.

Nutrizione :

Valutazione dei bisogni: i pazienti ustionati hanno spesso un fabbisogno calorico maggiore.

Dieta: incoraggiare una dieta ricca di proteine e calorie.

Supporto emotivo e psicologico :

Valutazione: identificare i segni di disagio o di trauma.

Guida: coinvolgere psicologi o assistenti sociali a seconda delle esigenze del paziente.

Comunicazione :

Con il team: assicurarsi che le informazioni vengano trasmesse correttamente tra i vari team di assistenza.

Con il paziente e la famiglia: mantenere il paziente e la famiglia informati sugli interventi, sui progressi e sulle prospettive.

Pianificazione a breve termine :

Valutazioni regolari: pianificare valutazioni regolari dell'ustione, del dolore, dell'alimentazione, ecc.

Fisioterapia: iniziare il prima possibile per prevenire le retrazioni e promuovere la mobilità.

La stesura di un piano di assistenza iniziale è un processo dinamico che richiede una rivalutazione e un adattamento costanti. Il coinvolgimento attivo dell'infermiere, con le sue competenze cliniche e la sua empatia, è fondamentale per garantire un'assistenza ottimale al paziente ustionato.

Capitolo 4

TECNICHE
E CURE
SPECIFICHE

Disinfezione e pulizia dell'ustione

La disinfezione e la pulizia delle ustioni sono passi fondamentali per prevenire complicazioni infettive, promuovere la guarigione e ridurre il rischio di cicatrici indesiderate. Queste procedure richiedono una grande competenza, in quanto devono essere eseguite con delicatezza per evitare di aggravare il danno tissutale esistente.

Valutazione iniziale :

Ispezione visiva: verificare la presenza di detriti, indumenti, fuliggine o altri contaminanti.

Valutazione della sensibilità: capire il livello di dolore del paziente per adattare l'analgesia.

Preparazione del paziente :

Analgesia: gli analgesici devono essere somministrati prima dell'inizio della pulizia, per garantire il comfort del paziente. L'analgesia può essere sistemica, topica o una combinazione di entrambe.

Spiegazione: dica al paziente che cosa farà per ridurre l'ansia.

Tecnica di pulizia :

Utilizzando acqua tiepida: l'acqua deve avere una temperatura confortevole per evitare un ulteriore shock termico.

Pulizia delicata: utilizzi una soluzione salina sterile o un detergente delicato per rimuovere delicatamente eventuali detriti o fuliggine. Utilizzi movimenti delicati per evitare di aggravare la lesione.

Eviti di sfregare: Non sfreghi la bruciatura. Questo potrebbe causare ulteriori danni.

Disinfezione :

Agenti antisettici: si possono utilizzare soluzioni come il povidone-iodio o la clorexidina. Tuttavia, alcuni antisettici possono ritardare la guarigione, per cui è essenziale seguire le raccomandazioni della struttura.

Pomate antibiotiche: possono essere applicate dopo la pulizia per prevenire le infezioni.

- Risciacquo :
    - Dopo la pulizia e la disinfezione, sciacqui accuratamente l'ustione con acqua sterile o soluzione salina per rimuovere eventuali residui.
- Essiccazione :
    - **Tamponi delicatamente:** utilizzi un panno morbido o una garza sterile per asciugare l'ustione. Eviti di strofinare.
    - **Preparazione per la medicazione: Si assicuri** che l'area sia asciutta prima di applicare la medicazione, per evitare la macerazione.
- Monitoraggio :
    - **Segni di infezione:** dopo la pulizia, controlli regolarmente l'area per individuare eventuali segni di infezione, come arrossamento crescente, pus, cattivo odore o febbre nel paziente.

La disinfezione e la pulizia delle ustioni sono fasi essenziali che richiedono meticolosità e delicatezza. L'abilità dell'infermiere in questa procedura è fondamentale per garantire una guarigione ottimale e ridurre le potenziali complicazioni.

Debridement: Importanza e metodi

Lo sbrigliamento è un processo medico essenziale nella gestione delle ustioni, in quanto rimuove il tessuto necrotico (morto) e contaminato dalla superficie dell'ustione. La rimozione di questo tessuto facilita la guarigione, riduce il rischio di infezione e migliora l'aspetto estetico della cicatrice finale. Si tratta di una fase delicata che richiede competenza e precisione.

L'importanza dello sbrigliamento :

Prevenzione delle infezioni: Il tessuto necrotico può diventare un terreno fertile per i batteri.

Facilita la guarigione: rimuovendo i tessuti non vitali, lo sbrigliamento favorisce la crescita di nuovi tessuti sani.

Riduzione delle cicatrici: uno sbrigliamento adeguato può ridurre al minimo la formazione di cicatrici antiestetiche o contratte.

Metodi di debridazioni :

Sbrigliamento chirurgico :

Questo è il metodo più veloce e più comune.

Comporta l'uso di strumenti chirurgici per rimuovere meccanicamente il tessuto necrotico.

Questa procedura può richiedere un'anestesia locale o generale.

Sbrigliamento enzimatico :

Questo metodo utilizza enzimi topici per dissolvere il tessuto necrotico.

È meno invasivo dello sbrigliamento chirurgico e viene spesso utilizzato per le ustioni più piccole o come complemento alla chirurgia.

Sbrigliamento autolitico :

Si tratta di un metodo naturale che utilizza gli enzimi del corpo del paziente stesso.

Le medicazioni occlusive o in idrogel vengono utilizzate per mantenere un ambiente umido, favorendo l'autolisi del tessuto necrotico.

Si tratta di un processo più lento, ma meno doloroso e invasivo.

Sbrigliamento meccanico :

Questo può comportare l'uso di una garza umida che viene lasciata asciugare sull'ustione, quindi viene rimossa, portando con sé il tessuto necrotico mentre viene rimosso.

Sebbene questo metodo sia più semplice, può essere doloroso e può anche rimuovere il tessuto sano.

Sbrigliamento biologico :

Utilizza vermi sterilizzati di alcune specie di mosche per rompere e consumare i tessuti necrotici senza danneggiare i tessuti vivi.

È un metodo efficace, ma potrebbe non essere ben accettato da tutti i pazienti a causa della sua natura.

Cura dopo lo sbrigliamento :

Medicazioni: A seconda del metodo di sbrigliamento, saranno necessarie medicazioni specifiche per proteggere l'area, promuovere la guarigione e prevenire le infezioni.

Controllo del dolore: la depilazione può essere dolorosa. È essenziale monitorare e gestire il dolore del paziente in modo proattivo.

Monitoraggio dei segni di infezione: nonostante lo sbrigliamento, il rischio di infezione rimane. È quindi fondamentale osservare attentamente l'area trattata.

La detartrasi, se eseguita correttamente e al momento giusto, svolge un ruolo cruciale nel trattamento delle ustioni. La scelta del metodo dipenderà dalla gravità dell'ustione, dalla sua localizzazione e dalle preferenze ed esigenze del paziente. L'abilità dell'infermiere in questo settore è essenziale per garantire la migliore assistenza possibile e promuovere una guarigione ottimale.

Gestione del dolore:
Farmaci e metodi non medicinali

La gestione del dolore è fondamentale per la cura dei pazienti con ustioni gravi. Richiede un approccio olistico, combinando interventi farmacologici e non farmacologici per fornire un sollievo ottimale e promuovere la guarigione.

- Farmaci per la gestione del dolore :
  - Analgesici non oppioidi :
    - Paracetamolo (acetaminofene): viene spesso utilizzato per il dolore lieve o moderato.
    - FANS (come l 'ibuprofene): possono ridurre il dolore e l'infiammazione. Tuttavia, devono essere usati con cautela in alcuni pazienti a causa dei possibili effetti collaterali.
  - Oppiacei :
    - Morfina, Fentanil, Ossicodone: questi farmaci sono utilizzati per il dolore da moderato a grave. Devono essere somministrati sotto stretta sorveglianza a causa dei loro effetti collaterali e del rischio di dipendenza.
  - Analgesici coadiuvanti :
    - Alcuni anticonvulsivi e antidepressivi possono essere utilizzati per integrare la gestione del dolore, in particolare quello neuropatico.
  - Anestetici locali :
    - Lidocaina, bupivacaina: questi farmaci possono essere utilizzati in forma topica

o iniettabile per addormentare un'area specifica.

Metodi non medicinali :

Terapie fisiche :

Idroterapia: l'acqua calda può aiutare a pulire le ferite e a dare sollievo al dolore.

Fisioterapia: il movimento controllato può prevenire le contratture e aiutare a gestire il dolore.

Tecniche di rilassamento e distrazione:

Meditazione e respirazione profonda: queste tecniche possono aiutare a rilassare il corpo e la mente, riducendo la percezione del dolore.

Musicoterapia: ascoltare la musica può essere un'ottima distrazione e può anche avere un effetto calmante.

Arteterapia: disegnare, dipingere o modellare con l'argilla può aiutare i pazienti a esprimere i loro sentimenti, distraendoli dal dolore.

Interventi psicologici :

Terapia cognitivo-comportamentale: questo approccio può aiutare i pazienti a sviluppare strategie per gestire il dolore.

Ipnoterapia: alcuni pazienti trovano sollievo grazie all'ipnosi.

Terapie complementari :

Agopuntura e digitopressione: queste tecniche possono aiutare ad alleviare il dolore stimolando alcuni punti del corpo.

Massaggio: può rilassare i muscoli e migliorare la circolazione, aiutando a ridurre il dolore.

La gestione del dolore nei pazienti ustionati è un compito complesso che richiede un approccio personalizzato. Una combinazione di farmaci e metodi non farmacologici è spesso la chiave per garantire il comfort del paziente, promuovere la guarigione e prevenire le complicazioni a lungo termine associate a un dolore mal gestito.

Tecniche di medicazione e innesti di pelle

Quando si tratta di trattare le ustioni, le medicazioni e gli innesti cutanei sono elementi fondamentali. La scelta della medicazione o della tecnica di innesto dipende dalla gravità dell'ustione, dalla sua localizzazione e dalle condizioni generali del paziente.

Tecniche di medicazione :

Medicazioni umide-secche: questo metodo prevede l'applicazione di un impacco umido sull'ustione, che viene poi coperto con un bendaggio asciutto. Questo permette di pulire la ferita quando si cambia la medicazione.

Medicazioni idrocolloidali: composte da una matrice gelificata, mantengono un ambiente umido che favorisce la guarigione e protegge dalle infezioni.

Medicazioni idrogel: queste medicazioni sono composte principalmente da acqua e forniscono l'umidità essenziale alla ferita, facilitando la guarigione e lo sbrigliamento autolitico.

Medicazioni a base di alginato: Ricavate da un'alga bruna, sono particolarmente assorbenti e adatte alle ferite essudative.

Medicazioni all'argento : L'argento è un agente antimicrobico. Queste medicazioni sono utilizzate per prevenire o trattare le infezioni nelle ferite da ustione.

Pellicole di poliuretano: si tratta di medicazioni semipermeabili che consentono lo scambio di gas e al contempo trattengono l'umidità, adatte alle ustioni superficiali.

Innesti di pelle :

Trapianti autologhi :

Innesti epidermici sottili: rimozione di uno strato sottile di epidermide del paziente stesso. Vengono spesso utilizzati per grandi aree ustionate.

Innesti a tutto spessore: comprendono l'epidermide e parte del derma. Offrono un risultato estetico e funzionale migliore, ma l'area donatrice richiede anche un innesto o una sutura.

Allotrapianti: tessuti prelevati da un donatore umano, spesso utilizzati come soluzione temporanea in attesa di un trapianto autologo.

Xenotrapianti: tessuti prelevati da animali, solitamente suini. Vengono utilizzati come soluzione temporanea a causa del rischio di rigetto.

Innesti sintetici :

Integra: un sostituto della pelle con uno strato di collagene per il derma e una membrana di silicone per l'epidermide temporanea.

Dermagraft: ricavato da fibroblasti umani, viene utilizzato per aiutare a rigenerare il derma.

Colture di cheratinociti: Per i pazienti con grandi aree ustionate, le cellule della pelle possono essere coltivate in laboratorio e poi applicate alla ferita.

La padronanza delle tecniche di medicazione e degli innesti cutanei è essenziale per garantire una guarigione ottimale dei pazienti ustionati. Ogni paziente è unico, quindi è fondamentale valutare e rivedere regolarmente le opzioni di trattamento per adattarsi alle esigenze mutevoli della ferita e del paziente. La collaborazione multidisciplinare tra infermieri, chirurghi e altri operatori sanitari è essenziale per fornire la migliore assistenza possibile.

Capitolo 5

SFIDE NUTRIZIONALI E METABOLICO

Capire il catabolismo post-combustione

Il catabolismo post ustione si riferisce all'accelerazione del metabolismo che si verifica dopo una grave ustione. Si tratta di una risposta fisiologica complessa che coinvolge molti sistemi corporei e la sua comprensione è fondamentale per la gestione ottimale dei pazienti ustionati.

Le basi del catabolismo :

Il catabolismo è il processo di scomposizione di molecole complesse in molecole più semplici nell'organismo, liberando energia. Nel contesto post-bruciatura, questo processo viene accelerato, portando ad un aumento della disgregazione muscolare e ad altri effetti sistemici.

I fattori scatenanti del catabolismo post-combustione :

Infiammazione: un'ustione provoca un'intensa risposta infiammatoria che rilascia citochine e altri mediatori pro-infiammatori. Queste sostanze stimolano il catabolismo.

Stress: le ustioni sono una grave forma di trauma per l'organismo, che scatena il rilascio di ormoni dello stress come il cortisolo, che favoriscono anche il catabolismo.

Digiuno forzato: il disagio e il dolore possono ridurre l'assunzione di cibo da parte del paziente, contribuendo al catabolismo.

Conseguenze del catabolismo post-combustione :

Perdita muscolare: l'aumento della disgregazione proteica porta a una perdita muscolare significativa, che influisce sulla forza e sulla mobilità del paziente.

Atrofia degli organi: come i muscoli, anche gli organi possono subire un'atrofia in risposta allo stato catabolico.

Ritardo nella guarigione: uno stato catabolico prolungato può compromettere la capacità del corpo di guarire in modo efficace.

Complicazioni metaboliche: comprendono iperglicemia, acidosi metabolica e altri squilibri.

Interventi per contrastare il catabolismo :

Nutrizione: un apporto calorico e proteico adeguato è fondamentale. La nutrizione enterale, che prevede l'alimentazione direttamente nello stomaco o nell'intestino tramite un tubo, è spesso preferita.

Agenti anabolizzanti : Alcuni farmaci possono aiutare a contrastare gli effetti catabolici, anche se il loro uso richiede un'attenta valutazione.

Terapia fisica: la mobilizzazione precoce e la fisioterapia possono aiutare a prevenire una perdita muscolare eccessiva.

Gestione del dolore: una buona gestione del dolore può incoraggiare l'assunzione di cibo e la mobilizzazione, riducendo il catabolismo.

Il catabolismo post-ustione è una sfida importante nella gestione dei pazienti ustionati. Gli infermieri e l'équipe medica devono essere vigili e proattivi nell'identificare i segni di un aumento dello stato catabolico e intervenire in modo appropriato. Un intervento precoce e coordinato è essenziale per migliorare i risultati dei pazienti e ridurre le complicanze a lungo termine associate a questa condizione.

Importanza nutrizione enterale e parenterale

Quando si tratta di curare i pazienti ustionati, l'alimentazione svolge un ruolo centrale nel processo di guarigione. Il fabbisogno energetico e proteico aumenta drasticamente dopo una grave ustione, a causa della risposta metabolica ipercatabolica descritta in precedenza. La nutrizione enterale (EN) e la nutrizione parenterale (PN) sono due metodi essenziali per soddisfare queste esigenze.

- Nutrizione enterale (EN):
    - **Definizione:** la NE prevede la somministrazione di sostanze nutritive direttamente nel tratto gastrointestinale tramite un tubo, solitamente fatto passare attraverso il naso nello stomaco (tubo nasogastrico) o nell'intestino tenue (tubo naso-giugale).
    - Vantaggi :
        - **Preservare l'integrità intestinale:** l'utilizzo dell'intestino aiuta a mantenere la sua funzione e a prevenire l'atrofia della parete intestinale.
        - **Riduzione del rischio di infezione:** a differenza della NP, la NE è associata a un rischio minore di infezione sistemica.
        - **Costo:** in genere è meno costoso della NP.
    - Svantaggi e sfide :
        - **Tolleranza:** alcuni pazienti possono avere problemi di tolleranza come nausea, vomito o diarrea.
        - **Rischio di aspirazione:** se il paziente rigurgita, esiste il rischio di aspirazione polmonare.

Nutrizione parenterale (NP):

Definizione: la NP è la somministrazione di nutrienti direttamente nel flusso sanguigno attraverso un catetere venoso centrale.

Vantaggi :

Utilità: indicato per i pazienti che non possono utilizzare il tratto gastrointestinale o quando la NE è controindicata.

Controllo preciso: le assunzioni possono essere regolate con precisione per soddisfare le esigenze specifiche del paziente.

Svantaggi e sfide :

Rischio di infezione: La NP può aumentare il rischio di infezioni, in particolare quelle legate al catetere.

Complicazioni epatiche: l'uso prolungato di NP può portare a complicazioni epatiche.

Costo: generalmente più costoso della NE.

Considerazioni per i pazienti ustionati :

Fabbisogno aumentato: i pazienti ustionati hanno un fabbisogno calorico e proteico significativamente aumentato per sostenere la guarigione e combattere il catabolismo.

Valutazione regolare: è essenziale monitorare regolarmente la nutrizione per garantire che le esigenze del paziente siano soddisfatte e per regolare l'assunzione man mano che il paziente progredisce.

La nutrizione, sia enterale che parenterale, è una pietra miliare dell'assistenza ai pazienti ustionati. Gli infermieri e l'équipe medica devono lavorare a stretto contatto con i dietologi per sviluppare e implementare un piano nutrizionale appropriato, monitorando attentamente le condizioni del paziente e modificando il piano se necessario.

Monitoraggio e regolazione fabbisogno energetico

La gestione nutrizionale dei pazienti ustionati non è statica. Infatti, il fabbisogno energetico di questi pazienti si evolve con il cambiare delle loro condizioni cliniche. È quindi essenziale monitorare attentamente il loro stato nutrizionale e regolare l'apporto energetico di conseguenza.

L'importanza del monitoraggio :

La guarigione delle ustioni è un processo ad alta intensità energetica, combinato con la risposta ipermetabolica causata dall'ustione, quindi il fabbisogno energetico aumenta.

Un'alimentazione inadeguata può ritardare la guarigione, aumentare il rischio di infezioni e avere un impatto negativo sulla funzione muscolare e sulla mobilità.

Valutazione iniziale :

Bilancio calorico: calcolo del fabbisogno energetico di base, sommato al fabbisogno aggiuntivo legato alla combustione. Si possono utilizzare diverse formule, come quella di Curreri.

Equilibrio proteico: le proteine sono essenziali per la riparazione dei tessuti. Anche un equilibrio proteico adeguato è fondamentale.

Metodi di monitoraggio :

Peso corporeo: una perdita o un aumento di peso inattesi possono indicare uno squilibrio energetico.

Bilancio dell'azoto: misurazione della quantità di azoto ingerito rispetto a quello eliminato. Un bilancio dell'azoto negativo suggerisce una rottura muscolare.

Misurazioni antropometriche: come la circonferenza delle pliche cutanee o dei muscoli, per valutare lo stato nutrizionale.

Analisi di laboratorio: come l'albumina e la prealbumina, anche se i loro livelli possono essere influenzati da fattori diversi dall'alimentazione.

Regolazione delle esigenze:

Rivalutare le esigenze: quando il paziente guarisce, la superficie dell'ustione diminuisce, riducendo la necessità di calorie aggiuntive.

Risposte cliniche: come una guarigione lenta o segni di denutrizione, che suggeriscono la necessità di regolare l'apporto nutrizionale.

Complicazioni: come le infezioni, che possono aumentare il fabbisogno energetico.

Livello di attività: la mobilizzazione e la riabilitazione aumentano il dispendio energetico.

Coordinamento con il team medico:

Monitorare e regolare la nutrizione è un compito multidisciplinare. Infermieri, medici, dietologi e terapisti devono collaborare per garantire una gestione nutrizionale ottimale.

Il monitoraggio rigoroso del fabbisogno energetico dei pazienti ustionati e l'adattamento di conseguenza sono essenziali per sostenere la guarigione, prevenire le complicazioni e promuovere il recupero. Non si tratta di un approccio unico, ma di una valutazione personalizzata e continua per soddisfare le esigenze specifiche di ogni paziente.

Capitolo 6

COMPLICAZIONI E LORO GESTIONE

Infezioni: prevenzione e trattamento

I pazienti ustionati sono particolarmente vulnerabili alle infezioni, a causa della perdita della prima linea di difesa dell'organismo: la pelle. Inoltre, la risposta infiammatoria associata all'ustione, nonché le procedure invasive necessarie per il trattamento, aumentano ulteriormente questo rischio. Da qui l'importanza vitale di prevenire e gestire rapidamente le infezioni in questi pazienti.

Perché i pazienti ustionati sono a rischio?

Barriera cutanea compromessa: la pelle funge da barriera contro gli agenti patogeni. Un'ustione distrugge questa barriera, lasciando i tessuti sottostanti esposti e vulnerabili.

Immunosoppressione: la risposta immunitaria può essere indebolita dopo un'ustione, soprattutto in seguito a stress, interventi chirurgici e alcuni farmaci.

Ambiente ospedaliero: la permanenza prolungata in ospedale espone i pazienti a patogeni nosocomiali.

Prevenzione delle infezioni :

Igiene rigorosa: il lavaggio delle mani è essenziale per il personale di assistenza, i pazienti e i visitatori.

Cura sterile: le ferite devono essere pulite, disinfettate e medicate in condizioni sterili.

Isolamento: a seconda della gravità dell'ustione e delle condizioni del paziente, può essere consigliato l'isolamento.

Monitoraggio: il monitoraggio regolare dei segni di infezione (arrossamento, calore, pus, febbre) è fondamentale.

Profilassi antibiotica: l'uso di antibiotici come misura preventiva può essere preso in considerazione in alcuni casi, anche se questo è oggetto di dibattito a causa del rischio di resistenza batterica.

Segni e sintomi di infezione :

Locale: arrossamento, calore, edema, pus, guarigione ritardata.

Sistemico: febbre, brividi, tachicardia, ipotensione.

Trattamento delle infezioni :

Identificazione dell'agente patogeno: si effettuano colture per determinare l'agente causale e la sua sensibilità agli antibiotici.

Terapia antibiotica: la scelta dell'antibiotico deve basarsi sui risultati delle colture e adattarsi di conseguenza.

Supporto emodinamico: nella sepsi, il mantenimento della pressione arteriosa e della perfusione degli organi è fondamentale.

Intervento chirurgico: in alcuni casi, è necessario lo sbrigliamento chirurgico del tessuto infetto.

Cura ottimizzata   della ferita: Assicurare un'adeguata cura della ferita per promuovere la guarigione e ridurre la carica batterica.

Resistenza batterica :

Una sfida crescente: L'uso eccessivo di antibiotici può portare alla comparsa di ceppi resistenti.

Misure preventive: limitare l'uso di antibiotici allo stretto necessario, monitorare regolarmente la flora microbica del paziente e adottare pratiche sterili rigorose.

La prevenzione e la gestione delle infezioni nei pazienti ustionati è un aspetto centrale della loro assistenza. Una vigilanza costante, una risposta rapida ai segni di infezione e una stretta collaborazione tra l'intera équipe medica sono essenziali per ridurre al minimo le complicazioni e ottimizzare i risultati del paziente.

Guarigione: Ipertrofia e contratture

Quando la pelle è gravemente danneggiata, come nel caso delle ustioni, il processo di guarigione è spesso accompagnato da complicazioni. Due delle complicazioni più comuni dopo la guarigione delle ustioni sono la cicatrizzazione ipertrofica e le contratture. Queste manifestazioni possono avere conseguenze sia funzionali che estetiche per il paziente.

Cicatrici ipertrofiche :

Definizione: una cicatrice ipertrofica è una cicatrice spessa, sollevata, rossastra e spesso pruriginosa che si sviluppa nel sito di una ferita precedente. A differenza dei cheloidi, in genere non si estendono oltre i confini della ferita originale.

Fattori di rischio: tensione sulla ferita, infezione, guarigione ritardata, localizzazione dell'ustione (alcune aree del corpo sono più sensibili, come il torace o le articolazioni).

Trattamento: può includere massaggi, medicazioni, iniezioni di steroidi, crioterapia, terapia laser e, in alcuni casi, chirurgia.

Contratture :

Definizione: le contratture sono il risultato del restringimento e dell'indurimento del tessuto cutaneo, muscolare o tendineo, che limita il movimento. Nel contesto delle ustioni, spesso si verificano quando un'ustione si estende su un'articolazione.

Fattori di rischio: profondità ed estensione dell'ustione, posizione vicino alle articolazioni, immobilizzazione prolungata.

Trattamento: La prevenzione è essenziale, da qui l'importanza di esercizi precoci per il range di movimento e della fisioterapia. Se si è già formata una contrattura, il trattamento può richiedere un intervento chirurgico per sbloccare la contrattura, seguito da riabilitazione.

Prevenzione :

Cura appropriata   della ferita: una cura e uno sbrigliamento adeguati della ferita possono ridurre il rischio di cicatrici ipertrofiche.

Mobilizzazione precoce: muovere e allungare l'area ustionata il prima possibile può prevenire la formazione di contratture.

Protezione solare: la pelle guarita è più sensibile ai raggi UV, che possono peggiorare l'aspetto delle cicatrici. Si raccomanda pertanto di proteggersi dal sole.

Impatto psicologico :

Cicatrici e contratture non sono solo problemi fisici. Possono avere un impatto significativo sull'autostima, sull'immagine del corpo e sulla qualità di vita complessiva del paziente.

È fondamentale fornire ai pazienti un supporto psicologico, aiutarli a gestire il loro nuovo aspetto e informarli sulle opzioni di trattamento disponibili.

Le cicatrici ipertrofiche e le contratture sono complicazioni potenziali ma gestibili delle ustioni. Con un intervento precoce, un'assistenza multidisciplinare e un'attenzione alla riabilitazione e alla prevenzione, molti pazienti possono tornare alla normale funzionalità e migliorare l'aspetto delle loro cicatrici. La cura non si ferma con la chiusura della ferita; spesso è necessario un supporto a lungo termine per garantire il miglior risultato possibile per i pazienti ustionati.

Complicazioni respiratorie:
Inalazione di fumo e ventilazione

Le ustioni non sono solo lesioni della pelle. In caso di incendio o di esposizione a fumi tossici, il sistema respiratorio può essere seriamente colpito. Le complicazioni respiratorie sono tra le cause più frequenti di morbilità e mortalità nei pazienti ustionati, soprattutto nelle prime ore e nei giorni successivi all'incidente.

  • Inalazione di fumo :
  • **Fisiopatologia:** l'inalazione di fumo provoca infiammazione ed edema delle vie respiratorie, nonché una riduzione della capacità di scambio di gas a causa delle tossine inalate.
  • **Sintomi:** tosse, dispnea, respiro affannoso, raucedine e produzione di espettorato carbonioso.
  • **Diagnosi:** broncoscopia, pulsossimetria, gas arterioso e imaging toracico.
  • **Trattamento:** ossigenoterapia, broncodilatatori, steroidi e, nei casi più gravi, intubazione e ventilazione meccanica.
  • Complicazioni dell'inalazione :
  • **Polmonite da inalazione:** infezione dei polmoni causata dall'inalazione di batteri dalla bocca o dalla gola.
  • **Danno termico: il** danno termico diretto può causare ustioni alle vie respiratorie.

Intossicazione da monossido di carbonio (CO): si tratta di un'emergenza medica in cui il CO sostituisce l'ossigeno nel sangue, causando ipossia.

Ventilazione meccanica :

Indicazioni: insufficienza respiratoria, protezione delle vie respiratorie o necessità di sedazione profonda per altri trattamenti.

Modalità e parametri: dipende dalla gravità del danno polmonare e dalle esigenze specifiche del paziente.

Possibili complicazioni: barotrauma, pneumotorace, infezioni associate alla ventilazione.

Assistenza infermieristica specifica :

Monitoraggio: monitoraggio regolare dei segni vitali, della saturazione di ossigeno e dei parametri ventilatori.

Igiene bronchiale: aspirazione delle secrezioni, uso di agenti mucolitici e fisioterapia respiratoria.

Protezione delle vie aeree: si assicuri che il tubo endotracheale sia fissato saldamente e che la testa sia in posizione neutra per evitare lo spostamento o l'estubazione accidentale.

Supporto nutrizionale: i pazienti sottoposti a ventilazione meccanica hanno un fabbisogno energetico maggiore.

Riabilitazione respiratoria :

Fisioterapia respiratoria: aiuta a mobilizzare le secrezioni e a migliorare la funzione polmonare.

Esercizi di respirazione: come le tecniche di respirazione profonda, per aumentare la capacità polmonare.

Svezzamento dalla ventilazione: un processo graduale per consentire al paziente di riprendere una respirazione indipendente.

Le complicazioni respiratorie a seguito di un'ustione possono essere gravi e potenzialmente fatali. Una gestione tempestiva ed efficace dell'inalazione di fumo e delle complicanze associate è essenziale per la sopravvivenza e il recupero del paziente. Il ruolo dell'infermiere nel monitoraggio, nella cura e nella riabilitazione di questi pazienti è centrale e richiede competenza, attenzione costante e stretta collaborazione con il resto dell'équipe medica.

Capitolo 7

RISTRUTTURAZIONE E SUPPORTO PSICOSOCIALE

Il processo di riabilitazione: Dal letto d'ospedale a casa

La cura di un paziente ustionato non termina con la guarigione delle ferite. Le conseguenze di un'ustione grave possono durare a lungo dopo la dimissione dall'ospedale, influenzando sia la funzionalità fisica che il benessere psicologico del paziente. La riabilitazione è quindi una parte essenziale del processo di guarigione.

Valutazione iniziale e continua:

Fisico: valutazione della mobilità, della forza, della resistenza e delle limitazioni funzionali.

Psicologico: valutazione della salute mentale, dell'autostima, dell'immagine corporea e dell'adattamento al trauma.

Sociale: considerare la rete di supporto, le esigenze di alloggio, di occupazione e di istruzione.

Terapia fisica e occupazionale :

Obiettivi: mantenere e migliorare la mobilità, prevenire le contratture, rafforzare i muscoli e facilitare il ritorno alle attività quotidiane.

Interventi: mobilizzazione articolare, stretching, rafforzamento, terapia occupazionale e adattamento delle attività quotidiane.

Gestione del dolore e delle cicatrici :

Terapia fisica: tecniche come la stimolazione elettrica transcutanea (TENS) o la terapia a ultrasuoni.

Massaggio delle cicatrici: aiuta a ridurre lo spessore e l'ipersensibilità delle cicatrici.

Ortesi: dispositivi progettati per immobilizzare o assistere il movimento di un'articolazione o di un segmento del corpo.

Supporto psicologico :

Terapia individuale: aiuta a trattare lo stress post-traumatico, la depressione, l'ansia e altri disturbi psicologici.

Gruppi di sostegno: per condividere esperienze e strategie di coping con altri pazienti ustionati.

Istruzione e formazione :

Autocura: insegnare la cura delle cicatrici, la protezione solare e la gestione dei sintomi a casa.

Formazione professionale: per coloro che devono adattarsi o cambiare carriera dopo un infortunio.

Reinserimento sociale e ritorno al lavoro :

Valutazione delle capacità: per determinare se il paziente è in grado di tornare al suo lavoro precedente o se ha bisogno di essere riorientato.

Supporto nella ricerca di lavoro: aiutare i pazienti a trovare un lavoro adeguato o a imparare un nuovo mestiere.

Monitoraggio a lungo termine :

Cliniche di follow-up delle ustioni: monitoraggio regolare delle cicatrici, della funzione fisica e della salute mentale.

Riabilitazione in corso: adattare il piano di riabilitazione in base al cambiamento delle esigenze del paziente.

La riabilitazione dopo un'ustione è un processo multidimensionale, impegnativo e lungo. Ogni paziente è unico e il suo percorso di riabilitazione deve essere adattato alle sue esigenze specifiche. Con il giusto supporto, molti pazienti ustionati possono tornare a una vita piena e significativa, superando le sfide imposte dalla loro lesione e dalle cicatrici che ne derivano. Il compito dell'infermiere è quello di accompagnare, guidare e sostenere il paziente in ogni fase del percorso, dal letto d'ospedale alla casa e oltre.

Sostenere il paziente: Gestione del trauma e supporto psicologico

Subire una grave ustione è un'esperienza profondamente traumatica. Oltre al dolore fisico, i postumi psicologici possono essere altrettanto devastanti. L'assistenza olistica per i pazienti ustionati deve quindi includere una dimensione psicologica, concentrandosi sulla comprensione, sul sostegno e sulla guida.

La dimensione traumatica delle ustioni :
- **Shock iniziale:** il momento dell'ustione può sembrare un attacco, con una sensazione di impotenza e terrore.
- **Dolore:** può essere persistente, intenso e causare un disagio significativo.
- **Alterazione dell'immagine corporea:** la deturpazione può provocare sentimenti di vergogna, imbarazzo e isolamento.

Reazioni psicologiche comuni:
- **Disturbo post-traumatico da stress (PTSD):** flashback, evitamento, iperattività neurovegetativa.
- **Depressione:** tristezza, apatia, perdita di interesse, pensieri suicidi.
- **Ansia:** agitazione, aumento delle paure, disturbi del sonno.

Valutazione psicologica :
- **Colloqui clinici: per** comprendere le percezioni, le paure e le esigenze del paziente.

Questionari e scale: strumenti standardizzati per valutare la gravità dei sintomi.

Strategie di supporto nella fase acuta:

Una presenza rassicurante: Una semplice presenza, ascoltando e toccando, può tranquillizzare.

Informazioni: spiegare le procedure, rassicurare le persone sui passi successivi.

Tecniche di rilassamento: respirazione profonda, meditazione, musica rilassante.

Terapie a lungo termine :

Terapia cognitivo-comportamentale: aiuta i pazienti a riconoscere e modificare i pensieri negativi.

Terapia di esposizione: per i pazienti con PTSD, farli confrontare gradualmente con i ricordi traumatici.

Arteterapia e musicoterapia: un modo non verbale di esprimere le emozioni dolorose.

Gruppi di sostegno :

Condividere le esperienze: incontrare altre vittime di ustioni può ridurre il senso di isolamento.

Educazione: gli esperti possono dare consigli sulla gestione delle cicatrici, sull'immagine del corpo e sulla ripresa della vita quotidiana.

Sostegno alla famiglia :

Supporto psicologico: anche i familiari possono essere traumatizzati o sentirsi impotenti.

Educazione: informarli su come aiutare al meglio il paziente, come ascoltare senza essere iperprotettivi.

Preparazione alla dimissione dall'ospedale :

Anticipare: preparare il paziente a gestire le reazioni degli altri e a rispondere a domande delicate.

Riferimenti: indirizzare i pazienti a terapeuti o gruppi di sostegno adatti alla loro situazione.

Il supporto psicologico per i pazienti ustionati è una parte essenziale della loro assistenza. Comporta non solo guidare il paziente attraverso le sfide del dolore e del recupero fisico, ma anche aiutarlo a navigare nelle acque spesso turbolente del trauma psicologico. Gli infermieri, in quanto perno dell'assistenza al paziente, svolgono un ruolo essenziale in questa missione, ascoltando e curando sempre, fornendo sia competenze tecniche che umanità.

L'importanza dei gruppi di sostegno e testimonianze

Di fronte alla prova scioccante di una grave ustione, il processo di guarigione non si limita a una dimensione puramente fisica. Il trauma, l'alterazione dell'immagine corporea e le conseguenze psicosociali spesso portano a sentimenti di profondo isolamento. In questo contesto, i gruppi di sostegno e le testimonianze di altre vittime di ustioni svolgono un ruolo essenziale nell'aiutare i pazienti a ricostruire la propria vita.

Il potere della comunità :

Senso di appartenenza: sapere che altri hanno vissuto esperienze simili può ridurre il senso di isolamento.

Un ambiente sicuro: Uno spazio in cui i pazienti possono condividere senza giudizio o paura.

Gruppi di sostegno :

Struttura e funzionamento: incontri regolari, guidati da professionisti o coetanei.

Un' ampia gamma di argomenti: gestione del dolore, accettazione

68

dell'immagine corporea, ritorno alla vita sociale e professionale.

Workshop specifici: ad esempio, sessioni sul trucco correttivo o sulla gestione delle cicatrici.

Testimonianze :

Una fonte di ispirazione: sentire come altri hanno superato sfide simili può essere profondamente motivante.

Prospettive diverse: ogni storia è unica e offre una serie di prospettive sulla guarigione e sulla resilienza.

Piattaforme di condivisione: libri, blog, video, incontri dal vivo.

Benefici psicologici :

Convalida: riconoscimento delle emozioni e delle esperienze.

Empowerment: rafforzare il senso di autoefficacia e di padronanza di fronte alle avversità.

Speranza: Vedere esempi di successo e di ricostruzione offre una prospettiva positiva per il futuro.

Impatto sulla famiglia e sugli amici :

Educazione: aiutare la famiglia e gli amici a comprendere l'esperienza del paziente.

Sostegno emotivo: offrire alla famiglia e agli amici uno spazio per esprimere i propri sentimenti e le proprie preoccupazioni.

Strategie di supporto: consigli su come assistere al meglio la vittima di ustioni.

Limitazioni e precauzioni :

Non forzarlo: ogni paziente è diverso e non tutti sono pronti o disposti a condividere in gruppo.

Gestire le dinamiche di gruppo: assicurarsi che l'ambiente rimanga amichevole ed evitare interazioni negative.

Riservatezza: garantire la protezione delle informazioni personali e delle storie condivise.

Nel labirinto emotivo e psicologico che i pazienti ustionati attraversano, la strada verso la guarigione è spesso tortuosa. I gruppi di sostegno e le testimonianze fungono da bussole, offrendo guida, incoraggiamento e speranza. Ci ricordano che anche nei momenti più bui, la resilienza umana può risplendere e che la comunità, con le sue storie di forza e coraggio, è lì per illuminare la strada. Per un infermiere, incoraggiare questi legami può spesso essere il più grande regalo fatto a un paziente.

Capitolo 8

L'ASPETTO TECNOLOGICO NELLA CURA DELLE USTIONI

Le ultime innovazioni
nelle medicazioni e negli innesti

La medicina è un campo in continua evoluzione, in particolare quando si tratta del trattamento delle ustioni. I recenti progressi nelle medicazioni e negli innesti hanno rivoluzionato il modo in cui trattiamo le vittime di ustioni, offrendo una migliore possibilità di recupero, una riduzione del dolore e un miglioramento dei risultati estetici.

Medicazioni idrocolloidi e idrogeli :

Ritenzione dell'umidità: queste medicazioni mantengono un ambiente umido, favorendo la guarigione e riducendo il dolore.

Facili da applicare e da rimuovere: possono essere rimossi senza alcun trauma aggiuntivo per la pelle.

Medicazioni a base di pantenolo e vitamina E:

Stimolazione della rigenerazione cutanea: questi composti promuovono la guarigione della pelle stimolando la proliferazione cellulare.

Riduzione delle cicatrici: possono aiutare a minimizzare l'aspetto delle cicatrici.

Pelle artificiale e sostituti della pelle :

Biomateriali: uso di matrici di collagene o di silicone per creare una struttura temporanea o permanente sulla ferita.

Coltura cellulare: le cellule del paziente possono essere prelevate, coltivate in laboratorio e poi riapplicate all'ustione.

Innesti di pelle su richiesta :

Stampa 3D: le tecnologie di stampa 3D possono ora produrre innesti di pelle personalizzati, utilizzando le cellule del paziente stesso per evitare il rigetto.

Bioreattori: questi dispositivi consentono di coltivare grandi aree di pelle per ottenere innesti estesi.

Trapianti di cellule staminali :

Potenziale rigenerativo: le cellule staminali prelevate dal paziente o da un donatore possono differenziarsi in vari tipi di cellule cutanee, accelerando la guarigione.

Trattamento delle ustioni profonde: queste cellule possono aiutare a ripristinare gli strati della pelle profondamente danneggiati.

Medicazioni intelligenti :

Monitoraggio in tempo reale: queste medicazioni sono dotate di sensori che possono misurare fattori come l'umidità, la temperatura e il pH, fornendo informazioni preziose sulle condizioni della ferita.

Consegna controllata di farmaci: Alcune medicazioni intelligenti possono rilasciare farmaci o trattamenti in modo mirato e controllato.

Medicazioni antimicrobiche :

Argento e miele: queste sostanze naturali hanno proprietà antimicrobiche e vengono incorporate nelle medicazioni per prevenire le infezioni.

Peptidi antimicrobici: Queste molecole sintetiche possono colpire e distruggere batteri specifici, offrendo una protezione personalizzata contro le infezioni.

Le innovazioni nelle medicazioni e negli innesti illustrano l'ingegnosità e la determinazione dei ricercatori nel migliorare l'assistenza ai pazienti ustionati. Per gli infermieri, questi progressi rappresentano nuovi strumenti e tecniche per garantire la migliore assistenza possibile. Mentre la scienza continua ad evolversi, l'obiettivo rimane costante: consentire una guarigione rapida ed efficace che rispetti il benessere del paziente.

Uso della telemedicina
per il monitoraggio remoto

In un momento in cui la tecnologia è sempre più presente in tutti gli aspetti della nostra vita, la medicina non fa eccezione a questa trasformazione. La telemedicina, ovvero l'uso delle tecnologie dell'informazione e della comunicazione per fornire assistenza medica a distanza, ha iniziato a svolgere un ruolo importante nel follow-up dei pazienti ustionati, rivoluzionando il modo in cui questi pazienti vengono assistiti dopo aver lasciato l'ospedale.

Introduzione alla telemedicina :

Definizione: uso della tecnologia per fornire assistenza medica a distanza.

Storia: dagli inizi modesti alle applicazioni attuali in quasi tutti i campi medici.

I vantaggi della telemedicina per i pazienti ustionati:

Accesso più facile: per coloro che vivono lontano dai centri specializzati, la telemedicina elimina la necessità di frequenti spostamenti.

Costi ridotti: meno viaggi, meno giorni in ospedale.

Monitoraggio regolare: consente di osservare regolarmente i progressi dell'ustione, facilitando l'intervento precoce in caso di complicazioni.

Comfort del paziente: Il follow-up viene effettuato nel comfort della propria casa.

Dettagli pratici:

Piattaforme dedicate : Applicazioni e siti web progettati specificamente per la telemedicina.

- **Consultazioni video:** interazione in tempo reale tra paziente e operatore sanitario.
- **Fotografia medica:** viene utilizzata per valutare visivamente le condizioni dell'ustione e monitorarne i progressi.
- **Trasmissione sicura dei dati:** tutte le informazioni vengono scambiate utilizzando protocolli sicuri per garantire la riservatezza.
- Il ruolo dell'infermiere nella telemedicina:
  - **Educazione:** insegnare ai pazienti come utilizzare gli strumenti di telemedicina.
  - **Controlli regolari:** pianificare ed eseguire controlli regolari tramite piattaforme online.
  - **Interpretazione:** aiutare a decifrare e analizzare le informazioni fornite dal paziente.
- Sfide e preoccupazioni:
  - **Limitazioni tecnologiche:** non tutti i pazienti hanno accesso alla tecnologia adatta o a una connessione Internet stabile.
  - **Formazione:** assicurarsi che il personale medico sia formato sugli strumenti di telemedicina.
  - **Aspetti legali ed etici:** garantire la riservatezza e la sicurezza dei dati, ottenere il consenso informato del paziente.
- Casi di studio e testimonianze:
  - **Esempi concreti:** come la telemedicina ha migliorato l'assistenza di alcuni pazienti.
  - **Testimonianze:** le esperienze personali di pazienti e operatori sanitari che utilizzano la telemedicina.

Con la continua evoluzione della telemedicina, il suo valore per il monitoraggio dei pazienti ustionati sta diventando sempre più chiaro. Offre una soluzione pratica, economica e incentrata sul paziente per garantire un follow-up medico regolare e di alta qualità. Per gli infermieri, rappresenta un'estensione del loro ruolo, consentendo loro di fornire un'assistenza continua e di rafforzare il legame con il paziente, anche a distanza. Adottando e adattando queste innovazioni tecnologiche, la professione infermieristica sta contribuendo a plasmare il futuro dell'assistenza medica.

Il ruolo della simulazione nella formazione: riprodurre situazioni di vita reale

La simulazione nella formazione medica è un approccio educativo che utilizza attrezzature, dispositivi e/o ambienti virtuali per riprodurre situazioni reali o potenziali. Nel contesto della cura delle ustioni, la simulazione offre un'opportunità preziosa per addestrare infermieri e team medici a rispondere a situazioni complesse in un ambiente controllato.

Introduzione alla simulazione medica :
> **Origini: dalla** formazione aeronautica alla medicina.
> **Sviluppo :** L'ascesa delle tecnologie di simulazione e la loro integrazione nel curriculum medico.

Tipi di simulazione :
> **Manichini ad alta fedeltà:** modelli anatomicamente corretti in grado di riprodurre i segni vitali e i sintomi.
> **Simulazioni virtuali:** programmi informatici e realtà aumentata per immergere gli studenti in una situazione medica.
> **Role-playing:** messa in scena di scenari con attori che interpretano il ruolo dei pazienti.

Vantaggi della simulazione :

Pratica senza rischi: gli allievi possono commettere errori senza conseguenze reali per il paziente.

Riproduzione di scenari rari: simulare situazioni poco frequenti ma gravi che richiedono una risposta rapida ed efficace.

Feedback immediato: i formatori possono offrire feedback e debriefing in tempo reale dopo ogni sessione.

Rafforzamento della fiducia: l'esposizione a situazioni ripetute rafforza le competenze e la fiducia degli allievi.

Applicazione nella gestione delle ustioni:

Valutazione iniziale: simulare l'arrivo di un paziente gravemente ustionato.

Gestione delle vie aeree: formazione sulla gestione delle complicanze respiratorie nelle vittime di ustioni.

Procedure invasive: esecuzione di tecniche come lo sbrigliamento o l'innesto di pelle su manichini.

Gestione delle emozioni: situazioni di gioco di ruolo per aiutare gli assistenti a gestire le loro emozioni e quelle dei loro pazienti.

Integrare la simulazione nel curriculum:

Formazione iniziale: includere la simulazione fin dalle prime fasi della formazione infermieristica.

Formazione continua: corsi di aggiornamento regolari per aggiornare e rafforzare le competenze.

Sfide e prospettive :

Costo elevato: la simulazione high-tech può essere costosa.

Aggiornamento tecnologico: mantenere le attrezzature e i programmi aggiornati.

Formazione dei formatori: garantire che i formatori siano competenti per insegnare utilizzando la simulazione.

Convalida: ricerca in corso per dimostrare l'efficacia della simulazione nel migliorare i risultati dei pazienti.

La formazione in simulazione ha trasformato radicalmente il modo in cui gli infermieri e i team medici sono preparati ad affrontare le sfide della cura delle ustioni. Riproduce lo stress, l'urgenza e la complessità delle situazioni reali, offrendo al contempo un ambiente di apprendimento sicuro. Con l'avanzare della tecnologia, è certo che la simulazione avrà un ruolo sempre più centrale nella formazione degli operatori sanitari, preparandoli in modo ottimale a fornire un'assistenza di qualità ai pazienti ustionati.

Capitolo 9

ETICA E CURA DELLE USTIONI

Consenso informato
e il rispetto dell'autonomia del paziente

Il consenso informato è una pietra miliare della medicina moderna, che riflette il valore intrinseco attribuito all'autonomia del paziente. Nel contesto del trattamento delle ustioni, dove gli interventi possono essere invasivi, dolorosi e avere implicazioni a lungo termine, l'importanza del consenso informato e del rispetto dell'autonomia non può essere sottovalutata.

Comprendere il consenso informato :

Sfondo: dalla semplice autorizzazione a un processo di scambio di informazioni.

Principi etici: autonomia, beneficenza, non-maleficenza e giustizia.

Legislazione: le leggi e i regolamenti in vigore in materia di consenso medico.

Elementi del consenso informato :

Informazione: i pazienti devono essere pienamente informati sulla loro condizione, sulle opzioni terapeutiche disponibili e sui rischi e benefici associati.

Comprensione: il paziente deve capire le informazioni fornite, evitando il gergo medico.

Volontà: il consenso deve essere dato volontariamente, senza coercizione o pressione.

Capacità: il paziente deve essere mentalmente ed emotivamente in grado di prendere una decisione.

L'importanza del dialogo :

Ascolto attivo: prestare attenzione alle preoccupazioni, alle domande e ai valori del paziente.

- **Fare domande:** incoraggiare i pazienti a fare domande per chiarire i loro dubbi.
- **Adattabilità:** adattare le informazioni al livello di comprensione e alle esigenze specifiche del paziente.

Il consenso nel contesto delle ustioni :
- **Emergenza contro autonomia:** navigare in situazioni in cui è necessario un trattamento rapido, rispettando l'autonomia del paziente.
- **Considerazioni speciali:** i pazienti sotto l'effetto di farmaci, i bambini o le persone traumatizzate possono richiedere approcci adattati al consenso.

Rifiuto del trattamento :
- **Rispettare la decisione:** anche se il personale medico non è d'accordo.
- **Consulenza:** offrire orientamento e supporto in caso di rifiuto, per garantire che il paziente comprenda appieno le implicazioni.

Casi speciali :
- **Tutori legali:** per i pazienti incapaci di dare il proprio consenso (bambini, persone con disturbi cognitivi).
- **Situazioni di emergenza:** quando non c'è tempo per ottenere un consenso informato completo.

Sfide e preoccupazioni:
- **Barriere linguistiche:** come garantire il consenso informato quando il paziente e l'operatore sanitario non parlano la stessa lingua.
- **Diversità culturale:** rispettare e comprendere le diverse prospettive culturali sulla salute e sul trattamento.

Il consenso informato è molto più di una semplice formalità amministrativa; è una manifestazione del profondo rispetto accordato all'autonomia e alla dignità del paziente. Nel trattamento delle ustioni, dove le decisioni possono avere conseguenze per tutta la vita, questo equilibrio tra la fornitura di cure ottimali e il rispetto dei desideri del paziente è sia un'arte che una scienza. È un promemoria costante per gli operatori sanitari dell'umanità intrinseca del loro lavoro, affermando che ogni paziente non è solo un corpo da curare, ma anche una voce da ascoltare e una volontà da rispettare.

Riflessioni sulla fine della vita sul trattamento implacabile

La gestione dei pazienti gravemente ustionati pone i team medici di fronte a importanti dilemmi etici. Uno dei più toccanti è l'equilibrio tra il prolungamento della vita attraverso l'intervento medico intensivo e il riconoscimento che ci possono essere momenti in cui limitare o interrompere il trattamento può essere nell'interesse del paziente. Questo capitolo esamina la delicata questione del prolungamento terapeutico alla fine della vita.

Comprendere l'eccesso terapeutico:
> **Definizione:** distinzione tra un'assistenza intensiva legittima e un trattamento eccessivo senza alcun beneficio reale per il paziente.
> **Premessa:** lo sviluppo delle tecnologie mediche e la capacità di prolungare la vita.

Principi etici in gioco :
> **Autonomia:** rispetto dei desideri e dei valori del paziente.
> **Beneficenza:** fornire un benessere ottimale al paziente.
> **Non-maleficenza:** non fare del male o evitare di causare danni non necessari.

- **Giustizia:** garantire l'equità nel processo decisionale.
- Valutazione della qualità della vita :
  - **Sfide intrinseche:** La soggettività della nozione di "qualità della vita".
  - **Valutazione clinica:** per valutare il potenziale di recupero funzionale, il dolore e altre morbosità.
  - **Prospettiva del paziente:** come il paziente percepisce la sua qualità di vita e le sue aspettative future.
- Comunicazione con il paziente e la famiglia:
  - **Apertura:** incoraggiare un dialogo onesto sulla prognosi e sulle opzioni di trattamento.
  - **Supporto emotivo:** riconoscere e rispondere alle esigenze emotive dei pazienti e delle loro famiglie.
  - **Decisione condivisa:** coinvolgere attivamente il paziente e la famiglia nelle decisioni sull'assistenza.
- Decisione di limitare o interrompere il trattamento :
  - **Considerazioni cliniche:** analizzare le possibilità di recupero e i potenziali benefici degli interventi.
  - **Considerazioni etiche:** valutare se il proseguimento delle cure costituisce un accanimento terapeutico.
  - **Direttive anticipate:** L'importanza delle direttive anticipate redatte dal paziente.
- Supporto alla fine della vita :
  - **Cure palliative:** alleviare il dolore e migliorare la qualità della vita.
  - **Supporto psicologico:** per il paziente, la famiglia e l'équipe di cura.
  - **Rituale e spiritualità:** riconoscere l'importanza dei bisogni spirituali alla fine della vita.

Riflessione sul ruolo degli assistenti:

Sfide emotive: affrontare lo stress, il senso di colpa e il lutto.

Supporto professionale: l'importanza della supervisione, dei gruppi di discussione e della formazione continua.

La fine della vita è un momento delicato, che richiede sensibilità, compassione e saggezza da parte dei curanti. Nella cura dei pazienti con gravi ustioni, è fondamentale riconoscere quando la lotta per la vita può trasformarsi in un accanimento terapeutico, che non serve più al benessere del paziente. Queste riflessioni sulla fine della vita ricordano l'importanza della dignità umana e del rispetto per ogni individuo, anche nei momenti più bui e complessi della medicina.

La dimensione culturale: rispetto per le credenze e le pratiche tradizionali

La gestione dei pazienti nel contesto delle ustioni, come in qualsiasi altro campo medico, deve essere impregnata di sensibilità culturale. Le credenze culturali e religiose possono influenzare la percezione della malattia, le decisioni terapeutiche e il modo in cui i pazienti e le loro famiglie vivono l'assistenza medica. In questa sezione, esploriamo come la dimensione culturale si intreccia con l'assistenza medica.

Introduzione alla competenza culturale :

Definizione: che cos'è la competenza culturale nell'assistenza sanitaria?

Importanza: perché è essenziale nel trattamento delle vittime di ustioni?

Riconoscere la diversità delle credenze che circondano le ustioni:

- **Origini delle ustioni:** come le diverse culture percepiscono la causa delle ustioni.
- **Trattamento e guarigione:** i vari approcci tradizionali e le credenze associate al processo di guarigione.

Comunicazione interculturale :
- **Barriere linguistiche:** l'importanza degli interpreti e delle traduzioni accurate.
- **Parole e sfumature non dette:** riconoscere che la comunicazione va oltre le parole.
- **Ascolto attivo:** una chiave per capire veramente la prospettiva del paziente.

Integrazione rispettosa delle pratiche tradizionali:
- **Valutazione delle pratiche:** determinare se sono complementari o potenzialmente dannose.
- **Dialogo:** discutere apertamente delle preoccupazioni, valorizzando le convinzioni del paziente.
- **Accorgimenti:** Ove possibile e sicuro, incorporare i rimedi tradizionali o i rituali nel piano di assistenza.

Considerazioni religiose :
- **Rituali: prendere in considerazione le** esigenze rituali, come le preghiere o i riti di purificazione.
- **Prospettive sulla sofferenza e sulla morte:** come le diverse religioni affrontano questi concetti e come ciò può influenzare le decisioni mediche.

Etica e decisioni di fine vita:
- **Rispetto dei valori:** ogni cultura ha una propria visione della vita, della morte, della dignità e della sofferenza.
- **Consenso informato:** garantire che il paziente e la famiglia comprendano veramente,

nel loro contesto culturale, le implicazioni delle decisioni mediche.

Sostegno alla famiglia :

Ruoli familiari: in alcune culture, la famiglia svolge un ruolo centrale nelle decisioni mediche.

Lutto e riti funebri: comprendere e rispettare i diversi modi in cui le culture vivono il lutto e onorano i morti.

La medicina moderna, con i suoi progressi tecnologici, deve anche essere profondamente radicata nell'umanità. Rispettare la dimensione culturale dell'assistenza è un modo per affermare la dignità e l'unicità di ogni paziente. Colmando il divario tra le conoscenze mediche e le credenze culturali, gli assistenti possono offrire un'assistenza veramente centrata sul paziente e olistica, che riflette un approccio profondamente empatico e rispettoso alla medicina.

Capitolo 10

L'IMPORTANZA DELLA PREVENZIONE

Educazione pubblica:
Campagne e sensibilizzazione

Educare il pubblico sui rischi e sulla prevenzione delle ustioni è di fondamentale importanza. Nel corso dei secoli, le comunità hanno affrontato i pericoli del fuoco, dell'acqua bollente, delle sostanze chimiche e dell'elettricità. Ma nonostante le sfide costanti, l'umanità ha sempre avuto la capacità di adattarsi, imparare e crescere. Di conseguenza, le campagne di sensibilizzazione ed educazione sono diventate una pietra miliare per proteggere la società dai potenziali pericoli.

Fin dall'infanzia, impariamo a temere e rispettare il fuoco. I racconti e le leggende tramandati di generazione in generazione sono spesso serviti da monito. Ma con l'evoluzione della società, anche i metodi educativi devono adattarsi. Oggi, grazie ai media e alla tecnologia, abbiamo l'opportunità di raggiungere milioni di persone, condividere storie toccanti e offrire consigli pratici su come prevenire le ustioni.

Le campagne di sensibilizzazione non riguardano solo la prevenzione. Forniscono anche risorse a coloro che hanno subito ustioni, evidenziando storie di sopravvivenza, resilienza e speranza. Attraverso queste campagne, la società viene informata delle sfide affrontate dai sopravvissuti, delle loro lotte, ma anche dei loro trionfi.

Ma per essere efficace, una campagna deve essere rilevante e risuonare con il suo pubblico. Deve utilizzare una varietà di metodi di comunicazione, come i social media, la televisione, la radio e i workshop comunitari. Ogni messaggio deve essere adattato al suo pubblico, che si tratti di bambini che giocano vicino a un fornello, di lavoratori in un cantiere o di anziani che vivono da soli.

Oltre alle campagne mediatiche, il coinvolgimento della comunità è essenziale. Organizzare workshop, dimostrazioni e programmi educativi nelle scuole, nei centri comunitari e nei luoghi di lavoro può avere un impatto profondo. L'interazione diretta non solo permette di condividere le informazioni, ma anche di affrontare le preoccupazioni, di ascoltare le storie personali e di adattare i programmi futuri alle esigenze della comunità.

Tuttavia, l'educazione pubblica non riguarda solo la prevenzione e il supporto. Mira anche ad abbattere lo stigma associato alle ustioni. Condividendo storie di sopravvivenza, dimostrando i progressi medici e celebrando la diversità dell'esperienza umana, possiamo contribuire a creare una società più comprensiva ed empatica.

In definitiva, l'educazione e la consapevolezza sono strumenti potenti per proteggere, guidare e unire la comunità. Attraverso una comunicazione efficace, un coinvolgimento sincero della comunità e una dedizione all'apprendimento permanente, possiamo non solo prevenire le ustioni, ma anche sostenere le persone colpite e costruire un mondo più sicuro e attento per tutti.

Consigli per prevenire gli incidenti in casa

La casa è spesso percepita come un rifugio, un luogo di sicurezza e di comfort. Tuttavia, molti incidenti si verificano in casa. Mentre alcuni di questi incidenti possono essere di lieve entità, altri possono avere conseguenze gravi o addirittura fatali. Fortunatamente, molti incidenti domestici possono essere evitati grazie alla prevenzione e alla consapevolezza. Ecco alcuni consigli su come garantire un ambiente domestico sicuro per tutti.

Prevenzione delle cadute :

Rendere sicure   le scale: utilizzare cancelletti di sicurezza per bambini e installare corrimano robusti.

Rimuovere gli ostacoli: si assicuri che i corridoi e le corsie siano liberi. Eviti di lasciare oggetti in giro.

Fissare i tappeti: utilizzi cuscinetti antiscivolo per evitare che i tappeti scivolino.

Illuminazione: si assicuri che la sua casa sia ben illuminata, soprattutto le aree come le scale.

Prevenzione delle ustioni :

Cottura: non lasci mai i manici delle pentole rivolti verso l'esterno e utilizzi le luci posteriori quando possibile.

Acqua calda: imposti lo scaldabagno ad una temperatura massima di 50°C.

Prodotti chimici: tenga i prodotti per la casa fuori dalla portata dei bambini.

Prevenire l'avvelenamento:

Medicinali: Conservi tutti i farmaci in contenitori a prova di bambino e fuori dalla loro portata.

Prodotti chimici: legga sempre le etichette e conservi i prodotti pericolosi lontano dagli alimenti.

Prevenzione dell'annegamento :

Piscine: installi una barriera con una porta con serratura intorno alle piscine. Non lasci mai i bambini senza sorveglianza vicino all'acqua.

Bagni: non lasci mai un bambino senza supervisione in una vasca da bagno, anche se con poca acqua.

Protezione contro l'elettricità :

Prese di corrente: utilizzi delle protezioni per le prese elettriche se ha bambini piccoli.

Cavi: non sovraccarichi le prese e tenga i cavi lontani dai passaggi.

Protezione antincendio :

Rivelatori: installi dei rivelatori di fumo e di monossido di carbonio e ne controlli regolarmente il funzionamento.

Piano di evacuazione: rediga un piano di evacuazione antincendio e lo metta in pratica con tutti i membri della famiglia.

Candele: non lasci mai incustodita una candela accesa.

Sicurezza dei bambini :

Intrappolamento: eviti i mobili con spazi in cui i bambini possono incastrare la testa o le dita.

Prodotti tossici: tenga i prodotti per la pulizia, i pesticidi e altri prodotti simili fuori dalla portata dei bambini.

Sicurezza degli animali domestici :

Si assicuri che le piante da appartamento non siano tossiche per gli animali.

Eviti di lasciare in giro piccoli oggetti che gli animali potrebbero ingerire.

Prendendo queste precauzioni e rimanendo costantemente vigili, molti incidenti domestici possono essere evitati. Una casa sicura è quella in cui ogni membro della famiglia, dal più giovane al più anziano, può vivere e prosperare senza temere incidenti inaspettati.

Integrazione del programma prevenzione in scuole

La scuola svolge un ruolo centrale nella vita dei bambini e degli adolescenti. Non è solo un luogo di apprendimento accademico, ma anche un luogo in cui i giovani acquisiscono competenze essenziali per la vita.

91

L'integrazione dei programmi di prevenzione nelle scuole è quindi una strategia efficace per raggiungere un gran numero di giovani e sensibilizzarli su vari temi di sicurezza. Ecco come si può fare:

- Valutazione delle esigenze:
    - Prima di implementare un programma di prevenzione, è essenziale identificare le esigenze specifiche della scuola. Questo può essere fatto attraverso indagini su alunni, genitori e insegnanti, o analizzando gli incidenti passati.
- Sviluppo del programma :
    - Una volta identificate   le esigenze, è il momento di sviluppare un programma su misura. Questo potrebbe includere workshop, dimostrazioni, simulazioni, corsi specifici o presentazioni di professionisti.
- Formazione degli insegnanti :
    - Per garantire l'efficacia del programma, è fondamentale che gli insegnanti siano ben addestrati a svolgerlo. Dovrebbero ricevere una formazione regolare per tenersi aggiornati sulle migliori pratiche e sulle nuove scoperte.
- Integrazione curriculare :
    - Incorporare le lezioni di prevenzione nel curriculum esistente. Per esempio, le lezioni di scienze possono riguardare i pericoli dei prodotti chimici, mentre le lezioni di sport possono trattare la sicurezza durante le attività fisiche.
- Attività interattive :
    - I giovani sono spesso più ricettivi quando l'apprendimento è interattivo. Organizzi laboratori pratici, giochi, simulazioni o concorsi per rendere la materia più coinvolgente.

- Coinvolgimento dei genitori :
  - I genitori svolgono un ruolo essenziale nella prevenzione. Organizzi incontri informativi per renderli consapevoli dei potenziali pericoli e fornire consigli su come migliorare la sicurezza a casa.
- Collaborazioni comunitarie :
  - Collaborare con la polizia locale, i vigili del fuoco, gli ospedali e altre organizzazioni pertinenti per aumentare la portata e l'impatto del programma.
- Valutazione e miglioramento continui:
  - Una volta implementato il programma, è fondamentale valutarne l'efficacia. Raccogliere feedback, analizzare gli incidenti e adattare il programma di conseguenza.
- Promuovere una cultura della prevenzione:
  - Incoraggiare una cultura in cui la sicurezza è valorizzata. Ciò potrebbe includere il riconoscimento degli studenti che dimostrano un comportamento sicuro o l'istituzione di un club scolastico per la sicurezza.
- Aggiornamenti regolari :
  - La società sta cambiando e anche i potenziali pericoli per i giovani. Si assicuri di aggiornare regolarmente il programma per mantenerlo attuale.

Integrando i programmi di prevenzione nelle scuole, forniamo ai giovani una solida base su cui costruire un futuro sicuro. È essenziale riconoscere che la prevenzione è uno sforzo comunitario che richiede l'impegno e la collaborazione di tutti per garantire il benessere dei nostri figli.

Capitolo 11

LE SFIDE DELL'AMBIENTE OSPEDALIERO

Gestione delle risorse:
umano, materiale e finanziario

Una gestione efficace delle risorse è essenziale per il buon funzionamento e il successo di qualsiasi organizzazione, sia essa un ospedale, un'azienda o una scuola. L'allocazione oculata delle risorse umane, materiali e finanziarie non solo assicura un funzionamento regolare, ma massimizza anche la produttività e la redditività.

1. Risorse umane :

Pianificazione strategica: identificare le esigenze attuali e future di personale per soddisfare gli obiettivi organizzativi.

Reclutamento e selezione: mettere in atto processi solidi per attrarre e selezionare i talenti giusti.

Formazione e sviluppo: Si assicuri che il personale sia ben addestrato e abbia le competenze necessarie per soddisfare le esigenze del suo lavoro.

Valutazione delle prestazioni: istituire sistemi di valutazione regolari per misurare le prestazioni e identificare le aree di miglioramento.

Benessere dei dipendenti: i dipendenti soddisfatti e in salute sono più produttivi. Investa nel benessere del suo personale.

2. Risorse materiali :

Valutazione dei bisogni: valutare regolarmente i bisogni materiali dell'organizzazione.

Approvvigionamento: acquisisca le apparecchiature necessarie in modo oculato, cercando la qualità e l'economicità.

Manutenzione: si assicuri che tutte le apparecchiature e le installazioni siano ben mantenute per evitare interruzioni.

Inventario: tenere un registro accurato di tutti i beni materiali per tenere traccia dell'utilizzo, del deprezzamento e dell'eventuale sostituzione.

Sicurezza: proteggere le sue risorse hardware da furti, danni e altre perdite.

3. Risorse finanziarie :

Redazione del bilancio: redigere un bilancio chiaro che descriva dettagliatamente le entrate previste e le spese pianificate.

Tracciamento delle spese: tenga un registro accurato delle spese per assicurarsi che rimangano all'interno del budget.

Gestione del rischio: identificare e valutare i potenziali rischi finanziari e mettere in atto misure per mitigarli.

Reporting: creare rapporti finanziari regolari per informare i responsabili delle decisioni e gli stakeholder sulla salute finanziaria dell'organizzazione.

Investimenti : Per i fondi in eccedenza, prenda in considerazione investimenti solidi che possano offrire rendimenti futuri.

Ottimizzazione dei costi: cercare modi per ottimizzare i costi, mantenendo o migliorando la qualità dei servizi o dei prodotti.

Ogni tipo di risorsa presenta le proprie sfide e richiede un'attenzione particolare. Una gestione efficace delle risorse richiede una pianificazione strategica, un monitoraggio continuo e l'adattabilità per soddisfare le esigenze mutevoli dell'organizzazione. In definitiva, l'obiettivo è quello di utilizzare queste risorse in modo da massimizzare il valore per l'organizzazione, garantendo al contempo la sua sostenibilità a lungo termine.

Garantire la qualità dell'assistenza in un ambiente stressante

Lavorare nel settore medico, e in particolare in un servizio specializzato come l'unità ustioni, richiede non solo competenze cliniche, ma anche la capacità di funzionare

97

efficacemente in un ambiente spesso stressante. Le sfide sono molte: la gravità dei casi, le esigenze emotive dei pazienti e delle loro famiglie e la pressione costante per fornire un'assistenza di qualità. Ecco come garantire un'assistenza di qualità gestendo lo stress dell'ambiente:

1. Formazione continua :
La medicina è in continua evoluzione. Per fornire la migliore assistenza possibile, è essenziale tenersi aggiornati sulle ultime tecniche, trattamenti e ricerche. Una formazione regolare può aiutare gli operatori sanitari a sentirsi più competenti e meno stressati di fronte alle sfide quotidiane.

2. Cancella i protocolli :
La presenza di linee guida e protocolli chiari fa sì che, anche in situazioni di stress, il personale sappia esattamente quale azione intraprendere. Questo riduce al minimo gli errori e garantisce la continuità dell'assistenza.

3. Supporto del team :
Coltivare un ambiente di lavoro di supporto. I team che lavorano bene insieme possono condividere i carichi di lavoro, offrire consigli e ridurre il senso di isolamento.

4. Supervisione e feedback :
Le sessioni regolari di supervisione e feedback aiutano a identificare i potenziali problemi in fase iniziale, a rafforzare le buone pratiche e a fornire un forum per discutere le preoccupazioni.

5. Misure di riduzione dello stress:
Introduca tecniche di gestione dello stress come la meditazione, gli esercizi di respirazione o le pause regolari per aiutare il personale a ricaricarsi durante la giornata.

6. Servizi di supporto psicologico:
Riconoscere l'impatto emotivo del lavoro in un ambiente stressante. Offrire l'accesso alla consulenza o al supporto psicologico a chi ne ha bisogno.

7. Analisi della morbilità e della mortalità:
Organizzare riunioni regolari per rivedere i casi in cui i risultati non sono stati ottimali. Ciò offre l'opportunità di imparare, di adeguare le pratiche e di migliorare continuamente l'assistenza.

8. Coinvolgimento del paziente:
Coinvolgere attivamente i pazienti e le loro famiglie nelle decisioni sulla loro assistenza. Questo crea una partnership assistenziale e può contribuire a una maggiore soddisfazione del paziente.

9. Tecnologia e innovazione :
Utilizzare la tecnologia per migliorare la qualità dell'assistenza, sia attraverso le cartelle cliniche elettroniche per un migliore coordinamento delle cure, sia attraverso innovazioni che migliorano direttamente il trattamento.

10. Sviluppo del personale :
Riconoscere e premiare regolarmente il personale per la sua dedizione e il suo duro lavoro. Il personale apprezzato ha maggiori probabilità di rimanere impegnato e motivato.
In definitiva, la chiave per garantire un'assistenza di qualità in un ambiente stressante risiede in una combinazione di formazione solida, supporto solido e comunicazione aperta. Quando questi elementi sono presenti, anche le sfide più stressanti possono essere affrontate con abilità e attenzione.

Collegamento con altri reparti ospedalieri (terapia intensiva, chirurgia, ecc.).

La cura dei pazienti, in particolare di quelli con ustioni gravi, richiede spesso un approccio multidisciplinare. Il servizio ustioni non opera in modo isolato; lavora a stretto contatto con altri servizi ospedalieri per garantire un'assistenza olistica. Comprendere e ottimizzare questo collegamento è essenziale per un trattamento efficace.

1. L'importanza della collaborazione:
La natura complessa delle ustioni gravi può comportare complicazioni che vanno oltre le competenze di un singolo reparto. Per esempio, un paziente gravemente ustionato può richiedere cure intensive, chirurgia ricostruttiva, assistenza respiratoria o supporto psicologico.

2. Rianimazione :
I pazienti ustionati, in particolare quelli con ustioni su gran parte del corpo, possono richiedere una rianimazione per stabilizzare le funzioni vitali. La stretta collaborazione con il reparto di terapia intensiva assicura una transizione fluida dei pazienti tra i vari reparti.

3. Chirurgia :
L'unità ustionati e il reparto di chirurgia devono lavorare fianco a fianco, soprattutto quando si tratta di procedure come lo sbrigliamento chirurgico, gli innesti di pelle o la chirurgia ricostruttiva. Una comunicazione fluida tra questi team è essenziale per il successo della pianificazione e dell'esecuzione di queste procedure.

4. Pneumologia :
I pazienti che hanno inalato fumo o gas tossici possono presentare lesioni respiratorie che richiedono l'intervento del reparto respiratorio. La valutazione e il trattamento del

danno polmonare sono spesso una componente essenziale del recupero.

5. Dermatologia :
Oltre a trattare immediatamente le ustioni, i dermatologi possono svolgere un ruolo cruciale nella fase di guarigione e nella prevenzione di cicatrici antiestetiche o debilitanti.

6. Psichiatria e psicologia :
Il trauma associato a una grave ustione non è solo fisico. Le vittime possono soffrire di disturbo da stress post-traumatico, ansia, depressione o altri disturbi mentali. Un'assistenza psicologica adeguata è quindi essenziale.

7. Fisioterapia :
La riabilitazione post-ustione è fondamentale per mantenere la mobilità e ridurre al minimo le contrazioni. I fisioterapisti aiutano la riabilitazione fisica del paziente.

8. Nutrizione :
Il fabbisogno energetico dei pazienti ustionati è notevolmente aumentato. I dietologi possono quindi essere chiamati a sviluppare diete appropriate.

9. Case management e assistenti sociali :
La gestione della convalescenza può essere una sfida per i pazienti e le loro famiglie. I case manager e gli assistenti sociali possono offrire un valido supporto coordinando l'assistenza e fornendo risorse.

10. Comunicazione interdipartimentale:
Un punto cruciale è garantire una comunicazione trasparente e regolare tra i diversi reparti. Le riunioni multidisciplinari, in cui i casi vengono discussi collettivamente, possono facilitare questa collaborazione.
Ogni reparto dell'ospedale apporta le proprie competenze uniche e la loro integrazione armoniosa è essenziale per

offrire ai pazienti ustionati le migliori possibilità di recupero e di ritorno a una vita normale.

CAPITOLO 12

TORNA ALL'AZIENDA E L'ACCETTAZIONE DI SÉ

Ricostruzione estetica:
chirurgia ricostruttiva e tatuaggio medico

Una volta gestita la fase acuta di un'ustione e iniziata la guarigione, per molti pazienti inizia una nuova fase: quella della ricostruzione estetica. Questa fase è fondamentale, in quanto ha profonde implicazioni non solo per l'aspetto fisico del paziente, ma anche per il suo benessere emotivo e psicologico.

1. Chirurgia ricostruttiva :

Dopo le ustioni, la pelle può contrarsi, lasciando aree allungate o deformate. L'obiettivo della chirurgia ricostruttiva è ripristinare la funzione e migliorare l'aspetto estetico di queste aree. Può coinvolgere tecniche come :

- **Plastiche a Z: le** incisioni a Z vengono utilizzate per riorganizzare o ridistribuire la tensione cutanea.
- **Lambeaux:** pezzi di tessuto, con il loro apporto di sangue, vengono spostati per coprire un'area difettosa.
- **Espansione cutanea:** utilizza palloncini inseriti sotto la pelle per allungare gradualmente la pelle sana, che può poi essere utilizzata per coprire un'area vicina.

2. Tatuaggio medico :

Il tatuaggio medico, o micropigmentazione, è una tecnica che prevede l'inserimento di pigmenti nel derma per migliorare l'aspetto delle cicatrici da ustione. Può aiutare a :

- **Camuffare le cicatrici:** i pigmenti vengono scelti per adattarsi al colore naturale della pelle del paziente, riducendo l'aspetto delle cicatrici.
- **Ripristinare i tratti del viso:** se un'ustione ha colpito aree come le sopracciglia o le labbra, il tatuaggio medico può aiutare a ridefinire queste aree.

3. Dermoabrasione e peeling chimici:
Queste tecniche mirano a rimuovere o ridurre gli strati superficiali della pelle per migliorare la consistenza e l'aspetto delle cicatrici da ustione.

4. Terapia laser :
I laser possono essere utilizzati per migliorare il colore, la consistenza e l'elasticità delle cicatrici. Possono anche aiutare a ridurre il rossore o la pigmentazione delle cicatrici.

5. Il ruolo della psicologia :
La ricostruzione estetica non riguarda solo il bell'aspetto. I pazienti possono provare sentimenti complessi o ambivalenti nei confronti dell'intervento chirurgico o sentirsi in ansia per il suo esito. Il supporto psicologico è essenziale per aiutarli a gestire queste emozioni e a prendere decisioni informate.

6. Tempo e pazienza :
La ricostruzione estetica è spesso un processo lungo, che può richiedere diversi interventi chirurgici e trattamenti non chirurgici nell'arco di diversi anni. I pazienti devono essere informati su questo percorso e devono avere aspettative realistiche.
La ricostruzione estetica dopo una grave ustione è un viaggio che unisce l'arte e la scienza della medicina. Sebbene il percorso possa essere lungo e talvolta difficile, i progressi moderni offrono la speranza di un miglioramento significativo, sia dal punto di vista funzionale che estetico, per i sopravvissuti alle ustioni.

Il ruolo delle associazioni delle vittime di ustioni

Quando le persone subiscono gravi ustioni, non affrontano solo sfide fisiche, ma anche emotive, psicologiche e sociali. Le associazioni delle vittime di ustioni svolgono un ruolo indispensabile nel colmare il divario tra le prime cure mediche e il ritorno a una vita piena e gratificante. Agiscono come una rete di supporto, fornendo risorse preziose alle vittime di ustioni e alle loro famiglie.

1. Supporto emotivo e psicologico:
Le associazioni spesso organizzano gruppi di sostegno per i sopravvissuti. Questi gruppi permettono alle vittime di condividere le loro esperienze, discutere le loro sfide e trovare conforto nella compagnia di persone che si sono trovate in situazioni simili.

2. Istruzione :
Le associazioni informano i sopravvissuti sulla guarigione dalle ustioni, sulla gestione del dolore, sulla chirurgia ricostruttiva e su altri aspetti del recupero. Queste informazioni possono aiutare i pazienti a comprendere la loro situazione e a prendere decisioni informate sulla loro assistenza.

3. Avvocatura :
Molte associazioni difendono i diritti delle vittime di ustioni, assicurandosi che le politiche e le leggi in vigore sostengano pienamente il loro recupero e la loro reintegrazione nella società.

4. Sensibilizzazione:
Oltre a sostenere le vittime, le associazioni svolgono un ruolo cruciale nel sensibilizzare l'opinione pubblica sui pericoli che possono portare alle ustioni e su come prevenire questi incidenti.

5. Campi per bambini :
Le associazioni spesso organizzano campi terapeutici per i giovani sopravvissuti. Questi campi permettono ai bambini di ritrovare se stessi, di apprendere abilità di vita e di

aumentare la propria autostima in un ambiente sicuro e stimolante.

6. Assistenza finanziaria :
Alcune associazioni possono offrire assistenza finanziaria o risorse per aiutare le vittime di ustioni a coprire i costi delle cure, delle attrezzature o degli adattamenti necessari a casa.

7. Risorse per la riabilitazione :
Forniscono anche informazioni sui centri di riabilitazione, sui terapisti e su altri professionisti medici specializzati nel trattamento delle ustioni.

8. Forum e workshop:
Questi eventi consentono ai sopravvissuti, alle famiglie e ai professionisti di incontrarsi e di scambiare conoscenze, esperienze e buone prassi.

9. Sostegno alla ricerca :
Numerose associazioni sostengono la ricerca sui trattamenti delle ustioni, sulla chirurgia ricostruttiva e sulle terapie innovative, nella speranza di apportare continui miglioramenti alla cura delle ustioni.

Le associazioni delle vittime di ustioni svolgono un ruolo sfaccettato, che comprende sia il supporto ai pazienti che la sensibilizzazione dell'opinione pubblica. Il loro lavoro, spesso alimentato da passione ed empatia, è una componente essenziale dell'ecosistema di cura delle ustioni.

Aiutare i pazienti a ritrovare il loro posto: supporto professionale, sociale e familiare

La guarigione da una grave ustione va ben oltre il ripristino fisico. La cicatrice, visibile o nascosta, può influenzare profondamente l'identità, il senso di appartenenza e la capacità di interagire con il mondo esterno. È un viaggio che richiede un approccio olistico, incentrato sulla riabilitazione professionale, sociale e familiare.

1. Supporto professionale :
  * **Formazione e riabilitazione:** si possono organizzare workshop per aiutare le vittime ad acquisire nuove competenze o ad adattare quelle esistenti a nuovi ruoli professionali.
  * **Consulenza di carriera:** Gli specialisti possono guidare i pazienti attraverso le opzioni di carriera adatte alla loro nuova realtà.
  * **Adattamenti del posto di lavoro:** garantire gli adattamenti necessari, come orari di lavoro flessibili, un ambiente ergonomico o l'accesso a dispositivi medici.

2. Sostegno sociale :
  * **Terapia di gruppo:** queste sessioni offrono ai pazienti uno spazio per condividere le loro esperienze, paure e speranze con altri che hanno vissuto esperienze simili.
  * **Attività sociali e ricreative:** incoraggiano l'interazione e ricostruiscono la fiducia in se stessi. Partecipare ad attività come lo sport, l'arte o la musica può essere particolarmente terapeutico.
  * **Eventi di sensibilizzazione:** partecipare a eventi di sensibilizzazione sul trauma da ustione può dare un

significato alla loro esperienza e contribuire a ridurre lo stigma.

3. Supporto della famiglia :
- **Terapia familiare:** le ustioni ad un arto possono cambiare le dinamiche familiari. La terapia aiuta a risolvere le tensioni, a chiarire i ruoli e a rafforzare i legami.
- **Formazione per gli assistenti:** I familiari potrebbero aver bisogno di una formazione per assistere il paziente nella sua routine quotidiana o nelle cure mediche.
- **Spazi di condivisione per i familiari:** i gruppi di sostegno per i familiari possono aiutarli a gestire il proprio stress e a sostenere meglio il paziente.

4. Integrazione nella comunità:
- **Programmi di mentoring:** gli ex pazienti possono fungere da mentori per i nuovi pazienti, fornendo loro una prospettiva unica e rassicurante.
- **Collegamento con i servizi della comunità:** questo assicura che i pazienti abbiano accesso a servizi come il trasporto adattato, i programmi di assistenza o le iniziative abitative.

5. Sostegno all'autostima :
- **Consigli sull'immagine:** insegnare ai pazienti a usare l'abbigliamento o il trucco per gestire la visibilità delle cicatrici può migliorare la loro fiducia.
- **Supporto psicologico individuale:** la terapia individuale può aiutare ad affrontare i problemi di autostima, di vergogna corporea o di identità.

Il cammino verso una vita piena dopo una grave ustione è arduo. Tuttavia, con il giusto supporto che copre le dimensioni professionale, sociale e familiare, un paziente può non solo guarire, ma anche prosperare, ritrovare il suo posto nella società e condurre una vita ricca e soddisfacente.

Capitolo 13

FORMAZIONE CONTINUA E RICERCA

Conferenze e webinar
e i workshop che seguiranno

Nel campo medico, e in particolare nella cura dei pazienti con ustioni gravi, la formazione continua è essenziale per rimanere all'avanguardia nella conoscenza e nella pratica. Gli operatori sanitari devono essere aggiornati sulle nuove tecniche, sulla ricerca innovativa e sulle migliori prassi per offrire ai pazienti la migliore assistenza possibile. Le conferenze, i webinar e i workshop sono modi eccellenti per imparare, fare rete e scambiare conoscenze.

1. Conferenze :
   - **Congressi internazionali:** questi eventi riuniscono esperti da tutto il mondo. Offrono una panoramica dei progressi nella cura delle ustioni e rappresentano un'opportunità di scambio proficuo tra professionisti.
   - **Conferenze nazionali:** questi eventi più localizzati offrono l'opportunità di affrontare questioni specifiche di una determinata regione o popolazione.

2. Webinar :
   - **Serie educative:** alcune organizzazioni o associazioni offrono serie educative su argomenti specifici, consentendo ai professionisti di ampliare le loro conoscenze senza dover viaggiare.
   - **Presentazioni di ricerche recenti: La** rapida diffusione delle nuove scoperte è essenziale nel settore medico. I webinar sono un modo eccellente per condividere questi progressi in tempo reale.

3. Workshop :
   - **Workshop pratici:** si tratta di sessioni interattive in cui i partecipanti possono mettere in pratica nuove tecniche sotto la supervisione di esperti. Gli argomenti possono includere la gestione del dolore, le tecniche di medicazione o la chirurgia ricostruttiva.

- **Simulazioni cliniche:** questi workshop consentono ai professionisti di simulare scenari clinici reali per affinare le loro competenze.

Come scegliere gli eventi giusti?
- **Esaminare i relatori: informarsi** sugli esperti ospiti e sugli argomenti che tratteranno può darle un'idea della rilevanza dell'evento per la sua pratica professionale.
- **Legga le recensioni:** il feedback di altri professionisti può aiutare a determinare se l'evento è rilevante e di alta qualità.
- **Consideri la logistica:** mentre il contenuto è fondamentale, deve anche considerare i costi, il luogo e il formato dell'evento (di persona, online, ibrido).

Le conferenze, i webinar e i workshop svolgono un ruolo fondamentale nella formazione continua degli operatori sanitari. Per chi lavora con i pazienti ustionati, questi eventi offrono un'opportunità unica per immergersi nei progressi del settore, scambiare idee con i colleghi e rafforzare le proprie competenze per migliorare la qualità dell'assistenza offerta ai pazienti.

L'importanza della ricerca clinica: progressi e scoperte

La ricerca clinica è la forza trainante di tutti i progressi medici. Ci permette di acquisire nuove conoscenze, sviluppare nuovi trattamenti e migliorare i protocolli esistenti. Nel campo delle ustioni, l'importanza della ricerca clinica è ancora più cruciale, in quanto offre la promessa di una guarigione più rapida, tecniche meno invasive, meno dolore e una migliore qualità di vita per i pazienti.

1. Perché la ricerca clinica è essenziale?
   - **Comprendere i meccanismi delle ustioni:** la ricerca sta aiutando a migliorare la nostra comprensione delle reazioni fisiologiche, immunologiche e cellulari che si verificano durante un'ustione.
   - **Valutazione dei trattamenti:** grazie alla ricerca, è possibile valutare l'efficacia e la sicurezza di nuovi trattamenti, farmaci o tecniche chirurgiche.
   - **Approcci personalizzati:** ogni paziente è unico e la ricerca clinica mira a sviluppare trattamenti su misura, adattati alle esigenze specifiche di ogni individuo.

2. Recenti progressi grazie alla ricerca clinica:
   - **Innesti di pelle:** lo sviluppo di tecniche avanzate di innesto di pelle, compreso l'uso di pelle coltivata in laboratorio, ha rivoluzionato il trattamento delle vittime di ustioni.
   - **Gestione del dolore:** lo studio di nuovi analgesici e di metodi non medicinali, come la realtà virtuale, ha portato a una migliore gestione del dolore dei pazienti.
   - **Medicazioni intelligenti:** queste medicazioni, impregnate di antibiotici o in grado di monitorare l'idratazione della ferita, offrono un monitoraggio più preciso e una migliore guarigione.

3. Scoperte promettenti all'orizzonte:
   - **Terapia cellulare:** l'uso delle cellule staminali per rigenerare i tessuti danneggiati è un campo in rapida crescita.
   - **Nanotecnologia:** l'uso di nanoparticelle per somministrare farmaci direttamente alla ferita o per creare medicazioni con proprietà uniche ha un grande potenziale.
   - **Bioprinting:** la stampa 3D del tessuto cutaneo è un'affascinante via di ricerca, con la possibilità di creare innesti su misura per ogni paziente.

4. Le sfide della ricerca clinica :
- **Etica:** tutti gli studi clinici devono essere condotti nel rispetto dei principi etici, garantendo la sicurezza e il benessere dei pazienti.
- **Finanziamento: la** ricerca richiede risorse e il finanziamento rimane una sfida importante, nonostante l'importanza vitale della ricerca clinica.
- **Adottare nuovi metodi:** integrare i progressi della ricerca nella pratica clinica quotidiana richiede tempo e risorse.

La ricerca clinica è indissolubilmente legata agli sviluppi nella cura dei pazienti con ustioni gravi. Ogni scoperta e progresso offre un barlume di speranza ai pazienti che spesso devono affrontare un dolore intenso e sfide considerevoli nel loro processo di guarigione. È grazie alla ricerca che la medicina continua a progredire, a innovare e a migliorare la vita di coloro che dipendono da essa.

Pubblicazioni e riviste specializzate: tenersi aggiornati

Nel dinamico mondo della medicina, gli operatori sanitari si confrontano costantemente con nuove informazioni. Le scoperte mediche, i progressi tecnologici e i cambiamenti nelle raccomandazioni cliniche si susseguono a ritmo serrato. Per un infermiere o per qualsiasi altro professionista che lavora nel campo delle ustioni, tenersi aggiornati non solo è essenziale per garantire un'assistenza di qualità, ma è anche un obbligo etico. È qui che entrano in gioco le pubblicazioni e le riviste specializzate.

1. Perché le pubblicazioni specialistiche sono fondamentali?

- **Aggiornamento delle conoscenze:** le riviste forniscono una panoramica delle ultime ricerche, consentendo ai professionisti di conoscere nuove tecniche, terapie o farmaci.
- **Convalida tra pari:** gli studi pubblicati su riviste specializzate sono generalmente soggetti a un processo di revisione tra pari, che garantisce la qualità e l'affidabilità delle informazioni.
- **Scambi interprofessionali:** consentono agli esperti di condividere le loro esperienze, di imparare gli uni dagli altri e di lavorare insieme per migliorare l'assistenza ai pazienti.

2. Alcune riviste chiave nel campo delle ustioni:

- **"Ustioni":** questa rivista internazionale copre tutti gli aspetti delle ustioni, dalla ricerca di base all'assistenza clinica.
- **"Journal of Burn Care & Research":** fornisce informazioni sugli ultimi progressi nella cura e nella riabilitazione delle ustioni.
- **"Annals of Burns and Fire Disasters":** si concentra sui disastri legati agli incendi e sulle loro conseguenze mediche.

3. Come si possono integrare le nuove informazioni nella pratica quotidiana?

- **Formazione continua:** Workshop, seminari e conferenze basati su articoli recenti consentono di integrare le nuove conoscenze direttamente nella pratica clinica.
- **Gruppi di discussione:** incontri regolari con i colleghi per discutere le ultime pubblicazioni possono stimolare scambi arricchenti e applicazioni pratiche.
- **Tecnologie moderne:** le applicazioni e le piattaforme digitali offrono oggi sintesi, analisi e commenti sugli

articoli recenti, rendendo più facile l'accesso e la comprensione delle informazioni.

4. Le sfide future:
- **Volume di informazioni:** l'abbondanza di nuove pubblicazioni può essere travolgente. È essenziale imparare a filtrare e a dare priorità alle informazioni.
- **Critica costruttiva:** non tutti gli articoli o gli studi sono clinicamente rilevanti. I professionisti devono sviluppare uno spirito critico per valutare la validità e l'applicabilità delle informazioni.

Le pubblicazioni e le riviste specializzate sono una pietra miliare della formazione medica continua. Rappresentano un ponte tra la ricerca clinica e la realtà quotidiana del paziente. Per gli infermieri e per tutti gli operatori sanitari, impegnarsi nella lettura regolare e critica di queste riviste è un passo essenziale per garantire un'assistenza basata sull'evidenza e per soddisfare le esigenze dei pazienti nel modo più efficace possibile.

Capitolo 14

TESTIMONIANZE E CASI DI STUDIO

Sfide e vittorie: Storie di infermieri

Immergiamoci nel cuore dell'unità ustionati, dove ogni giorno è un mix di sfide intense e trionfi personali e professionali. Dietro ogni medicazione, ogni infusione, c'è una storia umana. Attraverso le storie degli infermieri, scopriamo la vita quotidiana di questi eroi dietro le quinte che lottano con passione e dedizione per i loro pazienti.

1. Sarah: L'importanza della prima ora
Sarah racconta la sua prima esperienza con un paziente che ha subito ustioni su oltre il 60% del corpo. La prima ora viene spesso definita "l'ora d'oro", in quanto è il momento in cui un intervento rapido può fare la differenza. Sarah, nonostante l'ansia e la pressione, è riuscita a stabilizzare il paziente, preparando efficacemente il terreno per i chirurghi. Sottolinea la necessità di una formazione continua, che le ha dato la sicurezza di agire in modo rapido ed efficace.

2. Benjamin: la sfida del dolore
Benjamin parla dei momenti in cui si sente impotente di fronte al dolore intenso dei suoi pazienti. Nonostante gli antidolorifici e le cure attente, il dolore a volte rimane insormontabile. Tuttavia, è in questi momenti difficili che ha imparato a offrire qualcos'altro: una presenza rassicurante, una mano da stringere, un orecchio attento. A volte, la vittoria più grande è semplicemente esserci.

3. Leïla: Vittorie invisibili
Leïla parla delle vittorie che non sono sempre visibili all'esterno, ma che possono essere percepite nel profondo dell'anima. Ricorda un paziente le cui ferite fisiche erano quasi guarite, ma le cui cicatrici emotive erano ancora crude. Lavorando a stretto contatto con psicologi e terapeuti, Leïla è riuscita ad aiutare la sua paziente a trovare la forza per superare il trauma.

4. Ahmed: il potere del sostegno

Ahmed sottolinea l'importanza del lavoro di squadra nel reparto ustionati. Ogni paziente è un progetto comune, una missione condivisa. Gli infermieri non sono soli; sono supportati da un team di professionisti dedicati. Ahmed racconta di quando, esausto, ha tratto forza dal sostegno dei suoi colleghi, trasformando le sfide in vittorie condivise.

5. Clémence: Ripristinare la speranza

Per Clémence, la vittoria più grande è vedere un paziente ritrovare la speranza. Racconta la storia di un giovane che, dopo un grave incidente, aveva perso la voglia di vivere. Grazie a un'assistenza dedicata, a un incoraggiamento costante e a una riabilitazione adeguata, ha visto questo paziente riacquistare gradualmente la sua voglia di vivere, simboleggiando il motivo per cui ha scelto questa professione.

Queste storie sono solo alcune tra le tante, ma offrono una visione preziosa della vita in un'unità ustionati. Ogni infermiere, ogni professionista della salute ha le proprie sfide e i propri trionfi, che modellano la storia di questo settore medico molto speciale giorno dopo giorno.

Storie di resilienza:
I pazienti e i loro viaggi

La resilienza, la capacità di riprendersi di fronte alle avversità, è spesso al centro della vita dei pazienti del reparto ustionati. Le ustioni, accidentali o intenzionali, hanno un effetto profondo non solo sul corpo, ma anche sulla mente. Tuttavia, con il giusto supporto e l'immancabile determinazione, molti pazienti riescono a superare le loro prove e a reinventarsi. Attraverso alcune storie toccanti, scopriamo il coraggio e la perseveranza di queste anime distrutte, ma mai sconfitte.

1. Amélie: il Rinascimento dopo l'incidente

Amélie era in vacanza con la sua famiglia quando un barbecue mal controllato si è trasformato in una tragedia. Ustionata sul 40% del corpo, ha dovuto affrontare non solo il dolore fisico, ma anche il riadattamento a una nuova immagine di sé. Grazie a un'équipe medica premurosa e a una famiglia affiatata, Amélie ha ripreso la sua vita, portando le sue cicatrici come quelle di un guerriero.

2. David: dalla strada al rinascimento

David era un senzatetto quando fu vittima di un'aggressione che lo lasciò gravemente ustionato. Senza una famiglia che lo sostenesse, il team del reparto ustionati è diventato la sua nuova famiglia. Oltre alle cure fisiche, ha ricevuto un supporto psicosociale per aiutarlo a ritrovare la fiducia in se stesso. Oggi, David è un attivista per i diritti dei senzatetto e parla spesso della sua resilienza per ispirare gli altri.

3. Fatima: cicatrici di guerra e ricerca di identità

Originaria di una zona di conflitto, Fatima è stata vittima di un bombardamento. Evacuata e presa in cura, non solo ha dovuto riprendersi dalle ferite fisiche, ma anche superare il trauma della guerra. Le sue cure sono state integrate da un intenso supporto psicologico e, grazie alla solidarietà di numerose associazioni, ha potuto iniziare una nuova vita in un Paese in pace.

4. Julien: La ricerca del perdono

Julien è rimasto ustionato in un incidente di laboratorio quando era uno studente di chimica. Sentendosi in colpa per le sue stesse ferite, ha dovuto imparare a perdonarsi. Il suo percorso di recupero è stato tanto emotivo quanto fisico, e sottolinea il ruolo cruciale della psicoterapia nella sua riabilitazione. Ora è un insegnante e insegna con passione, utilizzando la sua storia come una lezione di resilienza per i suoi studenti.

5. Léa: sostegno come pilastro

Léa era ancora una bambina quando fu vittima di un incendio in casa. I suoi genitori, devastati, dovettero accompagnarla nel suo percorso di recupero. Sua madre racconta il loro percorso comune, ricordando le sfide e le lacrime, ma anche le vittorie e i sorrisi. Léa è ora un'adolescente realizzata e la sua famiglia è la prova vivente che con l'amore e il sostegno, tutto è possibile.

Queste storie uniche e stimolanti ci ricordano che la resilienza è una forza che giace latente in tutti noi. Ha solo bisogno di essere risvegliata dalla speranza, dal sostegno e da una determinazione incrollabile.

Lezioni apprese da situazioni difficili

Il viaggio di un'infermiera in un'unità ustionati è costellato di sfide. Ogni paziente ha una storia unica, il proprio dolore e una battaglia interiore da combattere. Ma è anche nel mezzo di questi momenti di avversità che gli operatori sanitari traggono lezioni inestimabili che forgiano la loro esperienza e la loro umanità. Immergendoci nelle situazioni più difficili, ecco alcune delle lezioni senza tempo che abbiamo imparato.

1. L'ascolto attivo è terapeutico

I pazienti che hanno subito gravi ustioni non soffrono solo per le loro lesioni fisiche. Il dolore emotivo e psicologico è altrettanto acuto. L'ascolto attento, senza giudizio, può offrire un vero conforto, permettendo ai pazienti di verbalizzare le loro paure, speranze e frustrazioni.

2. L'importanza della pazienza

La guarigione dopo una grave ustione è un processo lungo e faticoso. Gli infermieri devono imparare a gestire la loro impazienza e trasmettere questa capacità di attesa ai loro pazienti. Ogni piccolo miglioramento deve essere celebrato, pur comprendendo che la strada da percorrere sarà lunga.

3. La flessibilità è essenziale
Ogni ustione e ogni paziente sono unici. Ciò che funziona per uno può non funzionare per un altro. Gli infermieri devono essere pronti ad adattarsi, a improvvisare e a trovare soluzioni creative alle sfide inaspettate.

4. La collaborazione interdisciplinare è la chiave
Il trattamento delle vittime di ustioni richiede un approccio olistico. Dalla chirurgia alla fisioterapia e al supporto psicologico, tutti i professionisti svolgono un ruolo cruciale. Imparare a lavorare in squadra, rispettando le competenze reciproche e comunicando in modo efficace sono lezioni chiave.

5. Conservazione per una migliore assistenza
Di fronte al dolore e alla sofferenza quotidiani, gli infermieri possono sentirsi sopraffatti. Imparano presto l'importanza di prendersi cura di se stessi, di riconoscere i segnali di burnout e di cercare supporto quando necessario.

6. Festeggi ogni vittoria, anche se piccola
Nell'ambiente spesso teso di un'unità per ustionati, è essenziale conservare i momenti positivi. Ogni guarigione, ogni sorriso, ogni passo verso il recupero è una vittoria da celebrare.

7. L'umanità prima di tutto
Al di là delle tecniche, dei farmaci e delle procedure, ciò che rimane impresso nella mente dell'infermiere è l'umanità. La compassione, l'empatia e il rispetto sono i pilastri dell'assistenza.

Alla fine, ogni situazione difficile è un'opportunità per imparare e crescere. Queste lezioni, a volte conquistate con fatica, sono la base su cui poggia l'eccellenza del servizio ustioni.

Capitolo 15

L'INFERMIERA, PILASTRO DI UN TEAM MULTIDISCIPLINARE

Lavorare con i chirurghi plastici

Il campo della chirurgia plastica è strettamente legato a quello delle ustioni. Le operazioni di ricostruzione, di innesto e di miglioramento estetico richiedono spesso l'esperienza dei chirurghi plastici. Ecco perché la collaborazione tra gli infermieri specializzati in ustioni e questi chirurghi non è solo necessaria, ma essenziale. In questo ambiente interdisciplinare, ecco come si manifesta la partnership tra questi due professionisti.

1. Preparazione preoperatoria

Prima di qualsiasi intervento chirurgico, l'infermiere svolge un ruolo fondamentale nella preparazione del paziente. Ciò comporta la valutazione delle condizioni generali del paziente, il controllo dell'anamnesi, la preparazione della pelle intorno all'area ustionata e l'applicazione dei dispositivi medici necessari. La collaborazione con il chirurgo plastico è essenziale per garantire che tutte le condizioni siano ottimali per l'intervento.

2. Supporto durante l'operazione

Sebbene il chirurgo plastico sia al centro dell'atto chirurgico, l'infermiere rimane un anello essenziale del processo. Assiste il chirurgo, fornendo gli strumenti necessari, monitorando i segni vitali del paziente e assicurandosi che tutto si svolga in condizioni igieniche ottimali.

3. Assistenza post-operatoria

Una volta terminata l'operazione, l'infermiere è spesso responsabile dell'assistenza post-operatoria. Questa assistenza comprende il monitoraggio dei segni vitali, la gestione del dolore, la cura delle ferite, il follow-up degli innesti e la prevenzione delle complicazioni. Una comunicazione regolare con il chirurgo plastico consente di adattare l'assistenza ai progressi del paziente.

4. Istruzione e consulenza

Gli infermieri, con il supporto dei chirurghi plastici, svolgono un ruolo fondamentale nell'educazione dei pazienti. Li informano sulle fasi successive, sulle precauzioni da prendere, sul processo di guarigione e rispondono alle loro domande. Questa fase è fondamentale per rassicurare i pazienti e prepararli al resto del trattamento.

5. Esame dei casi e discussioni

La complessità dei casi di ustioni richiede spesso revisioni interdisciplinari. Gli infermieri e i chirurghi plastici si incontrano regolarmente per discutere i casi, condividere le osservazioni e modificare i piani di trattamento.

6. Ulteriore formazione

La chirurgia plastica è un campo in costante evoluzione. Di conseguenza, gli infermieri devono spesso seguire una formazione per tenersi aggiornati sulle ultime tecniche e scoperte. I chirurghi plastici possono svolgere un ruolo essenziale nel condividere le loro conoscenze e formare i team.

In breve, il rapporto tra l'infermiere specializzato in ustioni e il chirurgo plastico è simbiotico. Ognuno apporta le proprie competenze, il proprio know-how e la propria passione per la guarigione dei pazienti. Insieme, formano una squadra solida, in grado di superare le sfide più complesse.

Lavorare con i fisioterapisti e terapisti occupazionali

Quando un paziente subisce gravi ustioni, il recupero è spesso un processo multidisciplinare, in cui ogni professionista apporta il proprio contributo. Tra questi professionisti, i fisioterapisti e i terapisti occupazionali svolgono un ruolo fondamentale, lavorando fianco a fianco con gli infermieri per garantire la riabilitazione fisica e funzionale dei pazienti.

1. Assistenza e valutazione iniziale

Non appena il paziente viene ricoverato, l'infermiera lavora a stretto contatto con il fisioterapista per valutare l'estensione e la gravità delle ustioni, nonché il potenziale impatto sulla mobilità. Il terapista occupazionale valuta le capacità funzionali del paziente, in particolare per quanto riguarda le attività della vita quotidiana.

2. Prevenire i postumi

Quando le ustioni guariscono, possono causare contratture e rigidità articolare. Il fisioterapista interviene per garantire una mobilità ottimale delle articolazioni colpite, mentre l'infermiere si assicura che la pelle sia adeguatamente idratata ed elastica utilizzando trattamenti topici.

3. Riabilitazione funzionale

Il terapista occupazionale è responsabile di insegnare al paziente a svolgere nuovamente le attività quotidiane, come vestirsi, mangiare e scrivere. Questa collaborazione è essenziale se i pazienti vogliono recuperare la loro indipendenza e vivere meglio con i postumi dell'infortunio.

4. Montaggio delle ortesi

Per alcuni pazienti, le ortesi possono essere necessarie per prevenire o trattare le deformità. Il terapista occupazionale, in collaborazione con l'infermiere, determina la necessità, il tipo e la tempistica di questi dispositivi.

5. Gestione del dolore

Il fisioterapista spesso fornisce soluzioni non farmacologiche per la gestione del dolore, come esercizi specifici o tecniche di rilassamento. L'infermiere, da parte sua, può adattare il trattamento farmacologico in base al feedback del fisioterapista e alle esigenze del paziente.

6. Follow-up a lungo termine
Anche dopo la dimissione dall'ospedale, la collaborazione non si ferma. Infermieri, fisioterapisti e terapisti occupazionali spesso lavorano insieme per fornire un'assistenza di follow-up a casa, per garantire che il paziente continui a progredire e per adattare l'assistenza in base all'evoluzione della situazione.

7. Istruzione e consulenza
I tre professionisti svolgono un ruolo cruciale nell'educazione dei pazienti. Offrono consigli pratici, tecniche per migliorare la vita quotidiana e risorse per aiutare i pazienti a comprendere e gestire meglio le loro lesioni.

La collaborazione tra l'infermiere, il fisioterapista e il terapista occupazionale è un'alleanza preziosa che mira al benessere ottimale del paziente. Ogni professionista apporta la propria specialità, ma è insieme, attraverso il loro lavoro congiunto, che permettono al paziente di tornare a una vita il più possibile normale dopo un trauma così grave come un'ustione grave.

L'importanza della comunicazione con la famiglia

La comunicazione con la famiglia è al centro dell'assistenza ai pazienti ustionati. Queste lesioni spesso traumatiche lasciano non solo cicatrici fisiche, ma anche emotive, sia per il paziente che per i suoi cari. Come infermiere in un'unità ustionati, la capacità di stabilire un rapporto di fiducia con la famiglia è essenziale quanto l'assistenza diretta al paziente.

1. Rassicurazione nei momenti critici

Quando un paziente con gravi ustioni viene ricoverato in ospedale, la famiglia è spesso sopraffatta dalla paura e dall'ansia. Le prime ore sono cruciali per stabilire un dialogo. L'infermiere deve fornire informazioni chiare sulle condizioni del paziente, sulle procedure imminenti e sulla prognosi. Questa trasparenza aiuta a rassicurare la famiglia e a **prepararla alle sfide future.**

2. Condividere i progressi e le sfide

La guarigione delle ustioni è un processo lungo, spesso irto di complicazioni. Tenere regolarmente informata la famiglia sui progressi, ma anche sugli ostacoli, è essenziale per mantenere un rapporto di fiducia. Ciò consente alla famiglia di comprendere il percorso di cura, di prepararsi mentalmente e di adattare il proprio sostegno di conseguenza.

3. Supporto emotivo e psicologico

Il ruolo dell'infermiere non si limita alla comunicazione medica. Ascoltare le preoccupazioni, le paure e i dubbi dei propri cari è essenziale. Rivolgersi a professionisti, come psicologi o gruppi di sostegno, può essere utile per aiutarli a gestire lo stress e lo shock emotivo.

4. Formazione e istruzione

Quando il paziente si avvicina alla dimissione, l'infermiere svolge un ruolo cruciale nell'educazione della famiglia. Ciò comporta la formazione dei familiari sull'assistenza domiciliare, sul riconoscimento dei segni di complicazioni e sulle esigenze specifiche del paziente in termini di alimentazione, igiene e attività fisica.

5. Facilitare il coinvolgimento della famiglia

Incoraggiare la famiglia a partecipare attivamente all'assistenza può migliorare l'esperienza del paziente. Che si tratti di aiutare nella mobilizzazione, di partecipare alle sessioni di fisioterapia o semplicemente di essere presenti durante l'assistenza quotidiana, il loro coinvolgimento è una fonte di incoraggiamento e di conforto per il paziente.

6. Rispettare le dinamiche familiari
Ogni famiglia è unica. Gli infermieri devono rispettare le differenze culturali, religiose e individuali, assicurandosi che le esigenze del paziente rimangano prioritarie.

La comunicazione con la famiglia non è solo un obbligo professionale, ma una necessità umana. Coltivando una solida relazione con i propri cari, gli infermieri facilitano la guarigione del paziente, offrendo al contempo un sostegno essenziale a chi li circonda. Questa comunicazione bidirezionale è la pietra angolare dell'assistenza olistica, dove il benessere emotivo e psicologico è importante quanto la salute fisica.

Capitolo 16

SVILUPPO DELLA CARRIERA NELLA CURA DELLE USTIONI

Formazione e specializzazione

Nel mondo medico di oggi, in continua evoluzione, la formazione continua e la specializzazione sono diventate la norma per i professionisti della sanità, in particolare per coloro che lavorano in settori così esigenti e specifici come quello delle cure per le ustioni. Per gli infermieri, questo è essenziale non solo per fornire la migliore assistenza possibile, ma anche per progredire nella carriera.

1. Formazione iniziale
Tutti gli infermieri iniziano con una formazione iniziale che copre le basi dell'assistenza infermieristica. Tuttavia, per lavorare in un'unità specializzata come quella degli ustionati, è necessaria una formazione supplementare, generalmente fornita dall'ospedale o da un istituto affiliato, per familiarizzare con le procedure e le tecniche specifiche di questo settore.

2. Specializzazione
Sono disponibili programmi di formazione post-laurea per coloro che desiderano specializzarsi nella cura delle ustioni. Questi programmi coprono le tecniche di assistenza avanzate, la fisiopatologia delle ustioni, la gestione del dolore e la comunicazione con i pazienti e le loro famiglie.

3. Formazione continua
La medicina e le tecniche di cura si evolvono rapidamente. Per rimanere aggiornati, gli infermieri devono impegnarsi nella formazione continua. Che si tratti di workshop, webinar, conferenze o corsi, queste opportunità di apprendimento sono essenziali per mantenere e migliorare la qualità dell'assistenza.

4. Ricerca e pubblicazioni

Partecipare a studi clinici o scrivere articoli per riviste specializzate può consentire agli infermieri di ampliare le proprie conoscenze, contribuendo al progresso della disciplina.

5. Certificazioni professionali

Ottenere una certificazione in aree specifiche, come la gestione del dolore o la chirurgia ricostruttiva, può non solo aumentare il livello di competenza di un infermiere, ma anche rafforzare la sua credibilità professionale.

6. Reti professionali

L'adesione alle associazioni professionali o ai gruppi di specializzazione può offrire innumerevoli vantaggi, dal networking e dall'accesso alle risorse educative alla difesa dei diritti e degli interessi degli infermieri specializzati.

La formazione e la specializzazione sono un processo continuo che richiede dedizione, passione e impegno. Per gli infermieri, si tratta di una ricerca continua dell'eccellenza che garantisce non solo un'assistenza di migliore qualità per i pazienti, ma anche una carriera gratificante e appagante. La chiave è rimanere curiosi, aperti all'innovazione e sempre pronti ad imparare.

Gestire lo stress e prevenire il burnout

La professione infermieristica, soprattutto nelle unità specializzate come il reparto ustioni, è stressante per natura. Di fronte a situazioni spesso drammatiche, gli infermieri devono rimanere professionali, attenti ed efficienti, gestendo al contempo le proprie emozioni. È quindi fondamentale riconoscere i segnali di stress, comprenderne le cause e mettere in atto strategie per prevenire il burnout.

1. Comprendere le origini dello stress
Lo stress può avere diverse cause:
- **Richieste emotive**: vedere i pazienti soffrire quotidianamente, a volte senza alcuna speranza di un rapido miglioramento, è emotivamente molto impegnativo.
- **Carico di lavoro**: l'elevato numero di pazienti, i compiti amministrativi e gli orari di lavoro irregolari possono essere fonte di stress.
- **Assistenza complessa**: i pazienti ustionati richiedono un'assistenza complessa e un monitoraggio costante.
- **Interazioni**: La comunicazione con le famiglie dei pazienti, i chirurghi o altro personale medico può essere fonte di tensione.

2. Riconoscere i segnali di allarme del burnout
Il burnout non si verifica da un giorno all'altro. I segnali d'allarme, come la stanchezza persistente, l'irritabilità, la riduzione della soddisfazione lavorativa, i disturbi del sonno e i sintomi depressivi, dovrebbero far scattare l'allarme.

3. Creazione di meccanismi di adattamento
- **Equilibrio tra lavoro e vita privata**: è essenziale tracciare una linea chiara tra tempo di lavoro e tempo personale per ricaricare le batterie.
- **Pause regolari**: brevi pause durante la giornata la aiutano a rilassarsi e a ridurre la tensione.
- **Supporto sociale**: parlare con colleghi, amici o familiari può aiutare ad alleviare lo stress.

4. Strategie professionali
- **Supervisione e tutoraggio**: avere un mentore o un supervisore con cui discutere di casi difficili può essere molto utile.
- **Formazione continua**: la formazione può offrire nuove tecniche o prospettive per gestire le situazioni di stress.

5. Prendersi cura di sé
- **Attività fisica**: aiuta a ridurre lo stress e a migliorare la salute mentale.
- **Meditazione e rilassamento**: queste tecniche aiutano a gestire lo stress e l'ansia.
- **Consulenza professionale**: gli psicologi o i terapeuti possono offrire strategie personalizzate per gestire lo stress.

La gestione dello stress e la prevenzione del burnout non sono un lusso, ma una necessità per tutti gli operatori sanitari. Prendersi cura di sé significa anche essere in grado di prendersi cura degli altri nel miglior modo possibile. Quindi è fondamentale ascoltare se stessi e le proprie emozioni, e non esitare a cercare aiuto quando ne ha bisogno.

Partecipare alla ricerca e innovazione

Il mondo medico è in costante evoluzione, guidato da progressi tecnologici e scientifici senza precedenti. Per gli infermieri ustionati, essere coinvolti nella ricerca e nell'innovazione non è solo un'opportunità di arricchimento professionale, ma anche una possibilità di migliorare la qualità dell'assistenza offerta ai pazienti. Ecco come un infermiere può partecipare attivamente alle dinamiche della ricerca e dell'innovazione.

1. Comprendere l'importanza della ricerca infermieristica
- **Vantaggi per i pazienti**: L'obiettivo della ricerca è quello di migliorare i metodi di cura, con conseguente miglioramento dell'assistenza ai pazienti.
- **Contributo alla professione**: la partecipazione alla ricerca arricchisce il campo infermieristico, valorizza il ruolo degli assistenti e rafforza la loro posizione nel team medico multidisciplinare.

2. Formazione sulla metodologia di ricerca
- **Workshop e formazione**: molte istituzioni offrono formazione sui metodi di ricerca, sulla scrittura di articoli e sull'etica della ricerca.
- **Collaborazione interdisciplinare**: lavorare a fianco di ricercatori di altre specialità può offrire una prospettiva arricchente e ampliare le competenze degli infermieri.

3. Partecipare a studi clinici
- **Reclutamento dei pazienti**: La vicinanza dell'infermiere ai pazienti può giocare un ruolo chiave nella loro inclusione negli studi clinici.
- **Raccolta dati**: Gli infermieri sono spesso coinvolti nella raccolta e nell'analisi dei dati, grazie alla loro conoscenza approfondita del percorso del paziente.

4. Lavorare con le industrie mediche
- **Valutazione di nuove apparecchiature**: I produttori di apparecchiature mediche chiedono regolarmente agli assistenti di testare e valutare i nuovi dispositivi.
- **Partecipare a fiere e conferenze**: questa è un'opportunità per gli infermieri di scoprire le ultime innovazioni, ma anche di condividere la loro esperienza con i professionisti del settore.

5. Contribuire alle pubblicazioni
- **Scrivere articoli**: condividere le sue esperienze, i suoi studi e i suoi pensieri in riviste specializzate aiuta a far progredire la conoscenza del settore.
- **Lettura critica**: agli infermieri può anche essere chiesto di valutare la qualità e la pertinenza degli articoli presentati alle riviste professionali.

6. Incoraggiare una cultura dell'innovazione all'interno del team.
- **Discussioni e brainstorming**: le riunioni di team sono una grande opportunità per condividere idee innovative e feedback.
- **Osservatorio scientifico**: tenere d'occhio le ultime pubblicazioni, studi e conferenze la aiuta a rimanere

aggiornato e a incorporare rapidamente le migliori pratiche.

Gli infermieri, in virtù della loro posizione centrale nell'assistenza ai pazienti, hanno una visione unica delle esigenze e delle sfide dell'assistenza. Questa prospettiva è fondamentale per la ricerca e l'innovazione. Svolgendo un ruolo attivo, gli infermieri aiutano a sviluppare pratiche a beneficio dei pazienti, della professione e della comunità medica nel suo complesso.

Capitolo 17

CONCLUSIONE: L'INFERMIERA, CUSTODE DELLA SPERANZA E LA GUARIGIONE

I successi e le sfide del dipartimento

Lavorare nel reparto ustionati è un esercizio che oscilla costantemente tra momenti di grande soddisfazione e sfide spesso formidabili. È un luogo in cui la vita umana è costantemente in bilico, dove ogni gesto conta e ogni decisione può avere conseguenze durature. Immergiamoci in questo mondo di contrasti, per scoprire i successi che ci ispirano e le sfide che ci motivano a migliorare costantemente.

Storie di successo: testimonianze di una forza resiliente
1. Salvataggi spettacolari:
Ci sono questi casi, queste storie di pazienti che sono arrivati con prognosi molto sfavorevoli, ma che, grazie all'esperienza del team, non solo sono sopravvissuti, ma hanno anche recuperato una qualità di vita. Queste storie di successo sono ricordi viventi dell'impatto del lavoro svolto nel reparto.

2. Innovazione e adozione di nuove tecniche:
L'adozione di nuovi metodi, che si tratti di innesti cutanei, tecniche di medicazione o terapie, dimostra la capacità del reparto di evolversi e incorporare le migliori pratiche per migliorare l'assistenza.

3. Coesione di squadra:
Di fronte a situazioni spesso difficili, l'unità del team è una conquista in sé. Questa solidarietà professionale è fondamentale per superare le difficoltà.

4. Riconoscimento professionale:
Il contributo dell'unità ustionati viene regolarmente riconosciuto in occasione di conferenze, corsi di formazione e pubblicazioni specialistiche, evidenziando la qualità dell'assistenza e della ricerca svolta.

Le sfide: cercare un'assistenza migliore

1. Gestione del dolore:

Il dolore è un compagno costante dei pazienti con ustioni gravi. Nonostante i progressi, la gestione del dolore rimane una sfida, che consiste nel bilanciare un sollievo efficace con gli effetti collaterali dei farmaci.

2. Prevenzione delle infezioni:

Le infezioni sono una minaccia costante per i pazienti ustionati, a causa della rottura della barriera cutanea. Garantire un ambiente sterile e trattare rapidamente qualsiasi infezione è una battaglia quotidiana.

3. Supporto psicologico:

Oltre all'assistenza fisica, l'assistenza psicologica per i pazienti e le loro famiglie è essenziale, dato il trauma delle ustioni e le sfide della riabilitazione.

4. Risorse limitate:

Come in molti servizi specializzati, le risorse - umane, materiali o finanziarie - sono spesso limitate e richiedono un'ottimizzazione costante.

5. Formazione continua:

Il mondo della medicina sta cambiando velocemente e tenersi aggiornati sulle ultime tecniche, ricerche e innovazioni è una sfida in sé.

Ogni giorno, l'unità ustionati sperimenta successi che rafforzano la convinzione della missione compiuta, ma si confronta anche con sfide che la spingono a spingersi sempre più in là nell'eccellenza delle sue cure. Questa dualità, tra celebrare le vittorie e affrontare gli ostacoli, è il riflesso di una professione dedicata alla vita, in tutta la sua complessità e bellezza.

Testimonianze ispiratrici infermieri e pazienti

Marie, infermiera per 10 anni nel reparto ustionati:
"Quando sono entrata in questo reparto, non sapevo cosa aspettarmi. Sono rimasta sorpresa dalla complessità e dal rigore che comporta la cura dei pazienti ustionati. Ma ciò che mi ha colpito di più sono stati gli intensi momenti di umanità. Ho visto pazienti che, nonostante il dolore insopportabile, hanno mostrato un'incredibile capacità di recupero. Ho visto le famiglie unirsi con forza e speranza. E attraverso tutto questo, ho imparato la vera essenza della mia professione: non solo curare, ma anche accompagnare, sostenere e testimoniare questi piccoli miracoli quotidiani".

Lucas, vittima di un'esplosione di gas, paziente :
"Dopo l'incidente, non ho più riconosciuto il mio riflesso nello specchio. Fisicamente e mentalmente, ero a pezzi. Ma non appena sono arrivata in ospedale, sono stata circondata da un team dedicato e premuroso. Le infermiere sono state i miei pilastri, le mie guide durante questa prova. La loro empatia, pazienza e abilità hanno fatto la differenza. Oggi porto le mie cicatrici come un distintivo d'onore, a ricordo di questa battaglia che ho combattuto con l'aiuto di un team eccezionale".

Julien, infermiere specializzato in chirurgia ricostruttiva:
"Ogni giorno, affrontiamo sfide immense. Ma ciò che mi motiva è vedere questi pazienti, che hanno perso tutto, tornare gradualmente alla vita. Aiutarli a ritrovare l'autostima e la fiducia in se stessi richiede tempo, ascolto e molto amore. E quando tornano, mesi o anni dopo, per mostrarci i loro progressi, la loro nuova vita, mi dico che tutto lo sforzo è valso la pena".

Sophie, ustionata in un incidente domestico, è paziente:

"Ero arrabbiata con me stessa, con il mondo. Perché ero arrabbiata con me stessa? Ma grazie al team medico, ho imparato a trasformare la rabbia in energia positiva. Le infermiere mi hanno insegnato ad abbracciare la mia nuova immagine, a vederla come una forza e non come una debolezza. Sono state molto più che semplici assistenti. Sono state le mie terapeute, le mie confidenti, le mie amiche".

Léa, infermiera di terapia intensiva :

"I giorni più difficili sono quelli in cui, nonostante tutti i nostri sforzi, non riusciamo a salvare un paziente. In quei giorni, il peso della nostra responsabilità ci opprime. Ma ciò che mi fa andare avanti è pensare a tutte le persone che abbiamo aiutato, a tutte le vite che abbiamo toccato. E mi rendo conto che ogni sorriso, ogni ringraziamento, ogni lacrima versata è la prova che il nostro lavoro ha un significato profondo".

Queste testimonianze riflettono la dura realtà, ma anche la bellezza e la forza, del servizio ustioni. Illustrano la profonda interconnessione tra assistenti e pazienti e servono a ricordare l'importanza cruciale dell'empatia, della competenza e della determinazione nel percorso di guarigione.

Una visione per il futuro: Innovazione e miglioramento continuo

Il mondo della medicina è in continua evoluzione e ogni decennio porta nuove scoperte, tecniche e innovazioni. Il campo delle ustioni non fa eccezione. La gestione dei pazienti ustionati, un tempo incentrata principalmente sulla sopravvivenza, si è gradualmente ampliata per includere una visione più globale della riabilitazione, del benessere e della qualità della vita.

Tecnologie all'avanguardia:
Con i progressi della tecnologia, stiamo assistendo a una rivoluzione nel modo in cui vengono trattate le ustioni. Le stampanti 3D, ad esempio, permettono di creare innesti di pelle personalizzati, ottimizzando la guarigione e riducendo il rischio di rigetto. Anche le medicazioni intelligenti, in grado di rilasciare farmaci in modo controllato o di monitorare lo stato della ferita in tempo reale, sono all'avanguardia nella trasformazione delle cure.

Approccio olistico :
Il futuro promette anche un approccio più olistico all'assistenza. Riconoscendo che le ustioni non riguardano solo il corpo ma anche la mente, si stanno moltiplicando le iniziative che integrano la psicologia, la fisioterapia, l'arteterapia e altre forme di cure complementari per offrire una guarigione olistica.

Ricerca e collaborazione internazionale :
La collaborazione internazionale si sta intensificando e gli operatori sanitari condividono sempre più spesso le loro tecniche, le loro scoperte e le loro migliori pratiche. Questi scambi portano a un miglioramento continuo dell'assistenza offerta ai pazienti. I principali congressi mondiali sulle ustioni testimoniano questo desiderio di mettere in comune le competenze e di progredire insieme.

Formazione continua :
Per rimanere all'avanguardia, gli infermieri e tutto il personale di assistenza devono imparare costantemente. I programmi di formazione continua, le simulazioni e i corsi specializzati sono tutti modi per garantire che ogni paziente benefici delle migliori tecniche e approcci disponibili.

Ascoltare il paziente :
Sempre più spesso, la medicina si sta orientando verso un ascolto più attento del paziente. I pazienti, che in passato erano passivi, stanno diventando protagonisti attivi della propria guarigione, integrando i loro sentimenti, le loro esigenze e i loro suggerimenti nel processo di cura.
Quindi il futuro del servizio ustioni è pieno di promesse. Con una combinazione di innovazione tecnologica, un approccio olistico e una collaborazione senza confini, il futuro sembra luminoso per offrire ai pazienti ustionati una nuova possibilità, una vita piena di possibilità e di speranza.

www.ingramcontent.com/pod-product-compliance
Lightning Source LLC
Chambersburg PA
CBHW071205290526
45796CB00008B/144